ORAL CANCER
口腔がん検診
どうするの、どう診るの

早期発見・早期治療を目指して

クインテッセンス出版株式会社　2007

Tokyo, Berlin, Chicago, London, Paris, Barcelona, Istanbul, Milano, São Paulo, Moscow, Prague, Warsaw, New Delhi, Beijing, and Bukarest

はじめに

　「口腔癌はまれな疾患，開業していて遭遇することは滅多にない」と言った認識の先生方が多いのではないでしょうか．現状は決してそのように楽観できる状況ではありません．厚労省の人口動態統計から，口腔癌の罹患率が30年前と比較すると2倍に増加したこと，2015年には現在よりさらに約1.6倍に増加することが予測されています．また，WHO（1960～2000年）の死亡率から見た人口動態では，アメリカをはじめ先進国（イギリス，フランス，イタリア）の口腔・咽頭癌死亡率が2003年から日本の増加に逆行し減少傾向を示しています．医療水準の高さを自負している私たち医療者にとって，この死亡率増加は憂うるべき現象と考えられます．

　日本の口腔癌に対する認識不足だけが死亡率の増加に関与するとは言い難いですが，アメリカなどで行われている検診を含めた口腔癌対策を究明することの必要性は強く感じます．そして多くの先生方が口腔癌予防の観点に立ち，認識を深め行動することが肝要ではないでしょうか．国民の口の健康管理は私たちが先ず率先して行うべきでしょう．

　本書では口腔癌に関する一般的な記載はもちろんのこと，さらに予防に着目し今までの検診，そしてこれからの検診についても詳細に解説したつもりです．チェアーサイド，または歯科医師会においてご愛読いただき，日常の診療および口腔粘膜ケアに少しでもお役に立てば編者としてこのうえない喜びです．

　最後にこの企画を取り上げていただいたクインテッセンス出版株式会社の佐々木一高社長にあらためてお礼申し上げる次第です．

2007年4月
東京歯科大学 口腔外科学講座
柴原孝彦

編・著者略歴

柴原　孝彦（しばはら　たかひこ）

1979年	東京歯科大学卒業
1984年	東京歯科大学大学院歯学研究科修了 歯学博士
1984年	東京歯科大学口腔外科学第一講座助手
1989年	東京歯科大学口腔外科学第一講座講師
1993年	ドイツ・ハノーバー医科大学客員研究員
2000年	東京歯科大学口腔外科学第一講座助教授
2004年	東京歯科大学口腔外科学第一講座主任教授
2005年	東京歯科大学口腔外科学講座主任教授
2010年	東京歯科大学千葉病院副病院長・口腔外科部長

●主な所属学会など
日本口腔外科学会，日本癌学会，日本癌治療学会，日本口腔科学会など
㈳日本口腔外科学会認定「口腔外科専門医・指導医」，インフェクション・コントロール・ドクター

片倉　朗（かたくら　あきら）

1985年	東京歯科大学卒業
1991年	東京歯科大学大学院歯学研究科修了 歯学博士
1991年	東京歯科大学口腔外科学第一講座助手
2000年	東京歯科大学口腔外科学第一講座講師
2003年	UCLA 顎顔面口腔外科・頭頸部外科 Visiting Assistant Professor
2005年	東京歯科大学口腔外科学講座講師
2008年	東京歯科大学口腔外科学講座准教授
2011年	東京歯科大学オーラルメディシン・口腔外科学講座主任教授

●主な所属学会など
日本口腔外科学会，日本癌学会，日本癌治療学会，日本頭頸部癌学会，日本口腔科学会など
㈳日本口腔外科学会認定「口腔外科専門医・指導医」，インフェクション・コントロール・ドクター

著者略歴

髙野　伸夫（たかの　のぶお）

1976年	東京歯科大学卒業
1980年	東京歯科大学大学院歯学研究科修了 歯学博士
1980年	東京歯科大学口腔外科学第二講座助手
1993年	東京歯科大学口腔外科学第二講座講師
1993年	東京都立府中病院歯科口腔外科医長
1996年	東京歯科大学口腔外科学第二講座助教授
1996年	東京都立大塚病院口腔科指定医長
2001年	東京都立大塚病院口腔科部長
2005年	東京歯科大学口腔外科学講座教授・口腔外科部長
2007年	東京歯科大学千葉病院副病院長
2010年	東京歯科大学千葉病院病院長

●主な所属学会など
日本口腔外科学会，日本口蓋裂学会，日本頭頸部癌学会，日本口腔科学会など
㈳日本口腔外科学会認定「口腔外科専門医・指導医」

松坂　賢一（まつざか　けんいち）

1990年	東京歯科大学卒業
1994年	東京歯科大学大学院歯学研究科修了 博士（歯学）
1994年	東京歯科大学病理学講座助手
1997年	オランダ・ナイメーヘン大学へ留学
1999年	東京歯科大学病理学講座講師
2001年	東京歯科大学臨床検査学研究室講師
2004年	東京歯科大学臨床検査学研究室助教授
2011年	東京歯科大学臨床検査病理学講座准教授
同年	東京歯科大学千葉病院臨床検査部長

●主な所属学会など
厚生労働省死体解剖資格認定医（病理），日本病理学会認定口腔病理専門医，日本口腔インプラント学会基礎指導医

武田　栄三（たけだ　えいぞう）

1993年	東京歯科大学卒業
1999年	東京歯科大学大学院歯学研究科修了 博士（歯学）
1999年	東京歯科大学口腔外科学第一講座助手
2005年	東京歯科大学口腔外科学講座助手
2010年	武田歯科医院勤務

●主な所属学会など
日本口腔外科学会，日本口腔科学会
㈳日本口腔外科学会認定「口腔外科専門医」

野村　武史（のむら　たけし）

1995年	東京歯科大学卒業
1999年	東京歯科大学大学院歯学研究科修了 博士（歯学）
2000年	東京歯科大学口腔外科学第一講座助手
2006年	東京歯科大学口腔外科学講座講師
2009年	カナダ・ブリティッシュコロンビア大学客員研究員
2010年	東京歯科大学口腔外科学講座講師に復職

●主な所属学会など
日本口腔外科学会，日本癌学会，日本癌治療学会，日本頭頸部癌学会，日本口腔腫瘍学会
㈳日本口腔外科学会認定「口腔外科専門医・指導医」
日本がん治療認定医機構暫定教育医・専門医（歯科口腔外科）

神山　勲（かみやま　いさお）

1995年	東京歯科大学卒業
2002年	東京歯科大学大学院歯学研究科修了 博士（歯学）
2002年	国立病院東京医療センター勤務
2005年	東京歯科大学口腔外科学講座助手
2010年	東京歯科大学口腔がんセンター助教
2011年	東京都立多摩総合医療センター歯科口腔外科医員

●主な所属学会など
日本口腔外科学会，日本癌学会，日本癌治療学会，日本頭頸部癌学会，日本口腔腫瘍学会

山本　信治（やまもと　のぶはる）

1998年	東京歯科大学卒業
2001年	放射線医学総合研究所重粒子医科学センター病院レジデント
2002年	東京歯科大学大学院歯学研究科修了 博士（歯学）
2005年	東京歯科大学口腔外科学講座助手
2009年	北京大学口腔医学院客員研究員
2011年	東京歯科大学口腔外科学講座講師

●主な所属学会など
日本口腔外科学会，日本口腔科学会，日本癌学会，日本癌治療学会，日本頭頸部癌学会，日本口腔腫瘍学会
㈳日本口腔外科学会認定「口腔外科専門医」
日本がん治療認定医機構暫定教育医（歯科口腔外科）

●本書を読むにあたって

　本書の文中においては,「口腔癌検診」や「癌検診」などの検診にかかわる用語にも「癌」の漢字を用いているが,「口腔がん検診」「がん検診」と表記するのがより専門的である．したがって本書のカバー・表紙タイトルは「口腔がん検診」と表記した．

　しかし，それ以外の文中などでは,「扁平上皮癌」「前癌病変」「日本癌学会」をはじめ「癌」を用いて表記する用語もあり,「癌」「がん」という2つの表記の混在による読みにくさを避けるため,「口腔癌検診」「癌検診」を含め，あえて「国立がんセンター」など「がん」を用いる一部の固有名詞を除き，ひらがなの「がん」ではなく漢字の「癌」を用いて統一した．

目次

はじめに ……………………………………………………………………………… 3
編・著者略歴 ………………………………………………………………………… 4
本書を読むにあたって ……………………………………………………………… 6

第1章　口腔癌検診の目的
口腔癌検診の普及がなぜ必要なのかを考える　　11

はじめに ……………………………………………………………………………… 11
Ⅰ．口腔癌の疫学あれこれ ………………………………………………………… 11
　1．どれくらいの罹患率と死亡率なのか ……………………………………… 12
　2．性別・年齢でどれくらいの差があるのか ………………………………… 14
　3．好発部位とTNM分類から見る口腔癌 ……………………………………… 15
　4．臨床病理組織学的な特徴とは何か ………………………………………… 17
Ⅱ．歯科医師による口腔癌の早期発見・早期治療を考える …………………… 17
　1．口腔癌の早期発見のためのシステムづくりとは ………………………… 18
　2．口腔癌を早く発見する効果 ………………………………………………… 20
　3．アメリカ歯科医師会の口腔癌への取り組み ……………………………… 23
　4．口腔癌は歯科医師がもっとも発見しやすい ……………………………… 24
Ⅲ．日本で口腔癌検診はどのように行われているか …………………………… 27

第2章　口腔癌の臨床と病理
上皮細胞の異形成と口腔癌発生のメカニズムと病理　　29

はじめに ……………………………………………………………………………… 29
Ⅰ．口腔粘膜上皮の構造 …………………………………………………………… 30
　1．口腔粘膜上皮 ………………………………………………………………… 30
　2．表皮内のそのほかの細胞 …………………………………………………… 30
Ⅱ．発癌のメカニズムは遺伝子の変異にあり …………………………………… 30
　1．卵が先かニワトリが先か …………………………………………………… 31
　2．変異遺伝子を有する細胞の処理 …………………………………………… 31
Ⅲ．口腔癌の臨床像と病理をよく知ろう ………………………………………… 32

1．口腔癌とは ……………………………………………………………………………32
2．扁平上皮癌はどんな癌か ……………………………………………………………33
3．見て診断できる口腔の扁平上皮癌 …………………………………………………33
　a．臨床視診型…33／b．発生部位によって臨床像も変化する…36

Ⅳ．上皮異形成と前癌病変とはどんなものか …………………………………37
1．上皮異形成（軽度，中程度，高度）と上皮内癌 …………………………………37
2．白板症 …………………………………………………………………………………37
3．紅板症 …………………………………………………………………………………38

Ⅴ．ほかにも知っておかなくてはいけない粘膜疾患 …………………………39
1．扁平苔癬 ………………………………………………………………………………39
2．カンジダ症 ……………………………………………………………………………40
3．乳頭腫 …………………………………………………………………………………41
4．尋常性天疱瘡と類天疱瘡 ……………………………………………………………41
5．線維腫 …………………………………………………………………………………41
6．メラニン沈着症 ………………………………………………………………………42
7．そのほかの良性腫瘍 …………………………………………………………………44

第3章　今日の口腔癌の治療　45
現在，口腔癌の治療はどのように行われているのだろうか

はじめに ……………………………………………………………………………………45

Ⅰ．口腔癌患者への対応 ……………………………………………………………45
1．初診時に口腔癌が疑われたら ………………………………………………………45
2．完治の基準と治療・経過観察 ………………………………………………………48
3．リハビリテーション（補綴・訓練・心理ケア） …………………………………48

Ⅱ．診断・治療方法 …………………………………………………………………49
1．画像診断・遺伝子診断 ………………………………………………………………49
2．主な治療法と補助的治療法 …………………………………………………………49
3．手術 ……………………………………………………………………………………49
4．放射線治療 ……………………………………………………………………………50

Ⅲ．口腔癌の治療の臨床例 …………………………………………………………50
1．症例1　舌癌 T1N0M0（StageⅠ） …………………………………………………50
2．症例2　歯肉癌 T1N0M0（StageⅠ） ………………………………………………51
3．症例3　歯肉癌 T4N2cM0（StageⅣ） ……………………………………………52

Ⅳ．地域の歯科医師の口腔ケアへの参加が治療の質を向上させる …………53

第4章　口腔癌検診の実際
大学，歯科医師会，行政の連携による口腔癌検診の実際と将来展望　57

- はじめに ……………………………………………………………………………… 57
- Ⅰ．地域支援病院と歯科医師会，地方自治体との医療連携 ………………… 57
  - 1．集団検診 …………………………………………………………………………… 57
  - 2．個別検診 …………………………………………………………………………… 58
  - 3．医療連携とその方向性 …………………………………………………………… 58
- Ⅱ．検診事業の流れと診査手順 …………………………………………………… 59
  - 1．集団検診事業の立ち上げと流れ ………………………………………………… 59
  - 2．実施例から口腔癌集団検診の流れをつかむ …………………………………… 60
- Ⅲ．検診での医療面接と患者への説明 …………………………………………… 62
  - 1．検診時の流れと注意点 …………………………………………………………… 62
  - 2．口腔癌の疑いがある受診者への説明例 ………………………………………… 63
- Ⅳ．口腔内外の触診と視診の方法 ………………………………………………… 64
  - 日本歯科医学会の口腔癌検診のガイドラインから学ぶ ……………………… 64
- Ⅴ．検診で必要な細胞診の実際 …………………………………………………… 67
  - 1．細胞診と組織診の違い …………………………………………………………… 67
  - 2．細胞の採取 ………………………………………………………………………… 69
  - 3．細胞診の診断 ……………………………………………………………………… 70
- Ⅵ．直接口腔内の病変を染める鑑別 ……………………………………………… 70
  - 1．生体染色法 ………………………………………………………………………… 70
  - 2．ヨード生体染色 …………………………………………………………………… 72
    - a．ヨード生体染色とは…72／b．ヨード生体染色の原理…72／c．ヨード生体染色の適応と対象…73／d．染色手順…74／e．ヨード不染部をどのように考えるか…75
  - 3．トルイジンブルー生体染色 ……………………………………………………… 76
    - a．トルイジンブルーの染色部で何がわかるのか…76／b．トルイジンブルーの染色の適応と対象…76／c．トルイジンブルーの染色手順…77
  - 4．ヨード・トルイジンブルー生体染色 …………………………………………… 77
- Ⅶ．支援医療機関の支援体制 ……………………………………………………… 78
  - 1．集団検診はどう訴えて，どう運用するのかを考える ………………………… 78
  - 2．個別検診を支えるのは歯科医師の意欲 ………………………………………… 79
- Ⅷ．検診事業の総括と評価 ………………………………………………………… 79
  - 1．行政との協力をどう確保するか ………………………………………………… 79
  - 2．口腔癌検診の評価はどのように行われるか …………………………………… 79
  - 3．口腔癌検診の精度管理とは何か ………………………………………………… 80

第5章　口腔癌を予防していくには　……83

癌の予防はそう単純ではない．国立がんセンターの提唱する
「がんを防ぐための12ヵ条」はあらゆる癌の予防の指針となる

はじめに …………………………………………………………………83
Ⅰ．さまざまな口腔癌のリスク因子 …………………………………84
  1．喫煙 ………………………………………………………………84
  2．飲酒 ………………………………………………………………85
  3．物理的刺激 ………………………………………………………85
  4．化学的刺激 ………………………………………………………86
  5．炎症による粘膜の傷害 …………………………………………86
  6．ウィルス感染 ……………………………………………………86
  7．年齢 ………………………………………………………………86
Ⅱ．喫煙と飲酒はどれくらい口腔癌に影響するか …………………86
  1．タバコの発癌性は明らか ………………………………………87
  2．アルコールの発癌性も考えよう ………………………………87
  3．著者らの症例や対照研究から見た喫煙，飲酒のリスク ……87
  4．最近の分子生物学的研究レポートからも喫煙，飲酒のリスクは明らかに ……88
**Ⅲ．口腔癌の予防は歯科医師の重要な責務，「予防法」を
患者に説明しよう** ………………………………………………………89

おわりに …………………………………………………………………91
索引 ………………………………………………………………………92

装丁：サン美術印刷㈱・企画制作室
イラスト：飛田　敏

第1章
口腔癌検診の目的

口腔癌検診の普及がなぜ必要なのかを考える

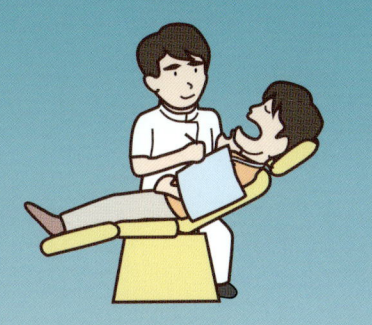

■ はじめに

　口腔癌の自覚症状は，病変が相当に進まないと現れない場合がある．さらに，口腔癌の一般的な症状と言われている「潰瘍」や「しこり」は癌特有のものではなく，ほかの口腔粘膜疾患でも併発する一般的な症状でもある．そのため日頃から口腔に関心を持って，かかりつけの歯科医師の定期的な診査を受けることと，患者自身が少しでも異常に気づいたら，不安がることなく，速やかに検査をしてもらえる体制が重要となる（図1-1）．

　口腔癌の場合もほかの癌と同様に「早期発見」「早期治療」が重要であることは言うまでもない．

　早期（初期癌）であれば，91％以上の治癒率を示すが，進行癌ともなると，治癒率は60％以下と低くなってしまう．そこで，患者への啓発活動も重要な対策と思われるが，われわれ医療側においても，もっと口腔粘膜の検査を充実させ，早期発見にも心がけるべきである．

　歯科医師は1口腔単位で国民の健康管理を担う責務があるため，歯牙疾患を含む硬組織のみならず，軟組織にまで目を向けるよう日頃から研鑽を積む必要がある．この章では，口腔癌の疫学を踏まえつつ歯科医師の役割，そして実際に筆者らが行っている口腔癌検診の現状について解説をしていきたい．

■ I．口腔癌の疫学あれこれ

　厚生労働省による人口動態概数を見ると，1981年から癌が日本人の死亡原因の第1位となった[1]．癌による死亡割合は年齢とともに増加する傾向にあり，一家の大黒柱が突然，癌の宣告を受けることも珍しくない．

　このような憎き癌への戦略は緊急の社会要請であり，口腔癌に対しても同様な対応が迫られる．ここでは口腔癌の一次，二次予防について考える前に，一般的な口腔癌に関する基礎的特徴（疫学）について解説したい．その際，口腔癌の大部分を占める口腔粘膜扁平上皮癌を主に例として挙げ，臨床医として知っておいてほしい事項について述べる．

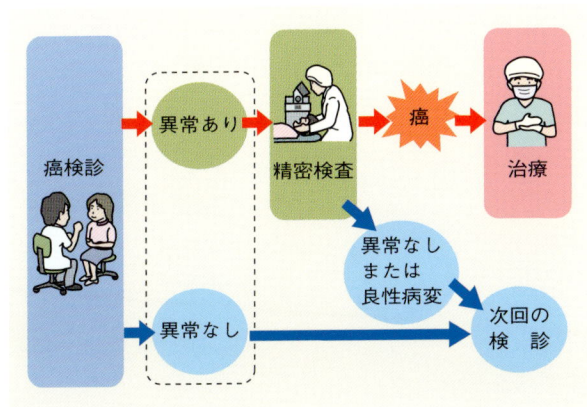

図1-1　癌検診のコンセプト．

第1章

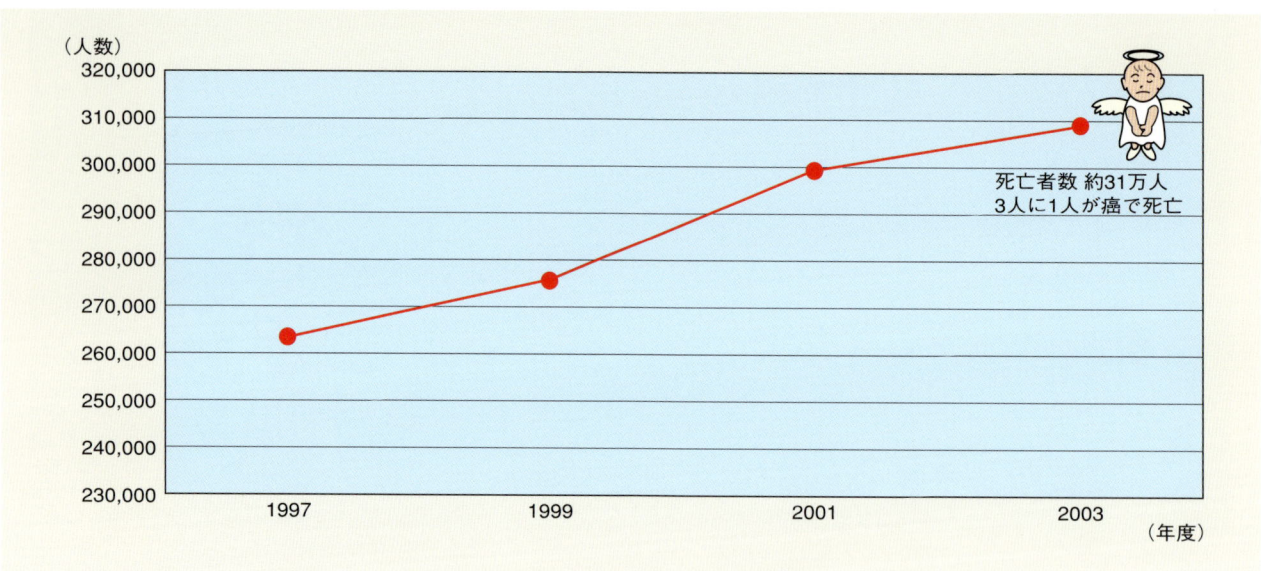

図1-2　日本における悪性新生物による死亡者数(2003年度厚生労働省「人口動態統計」より引用).

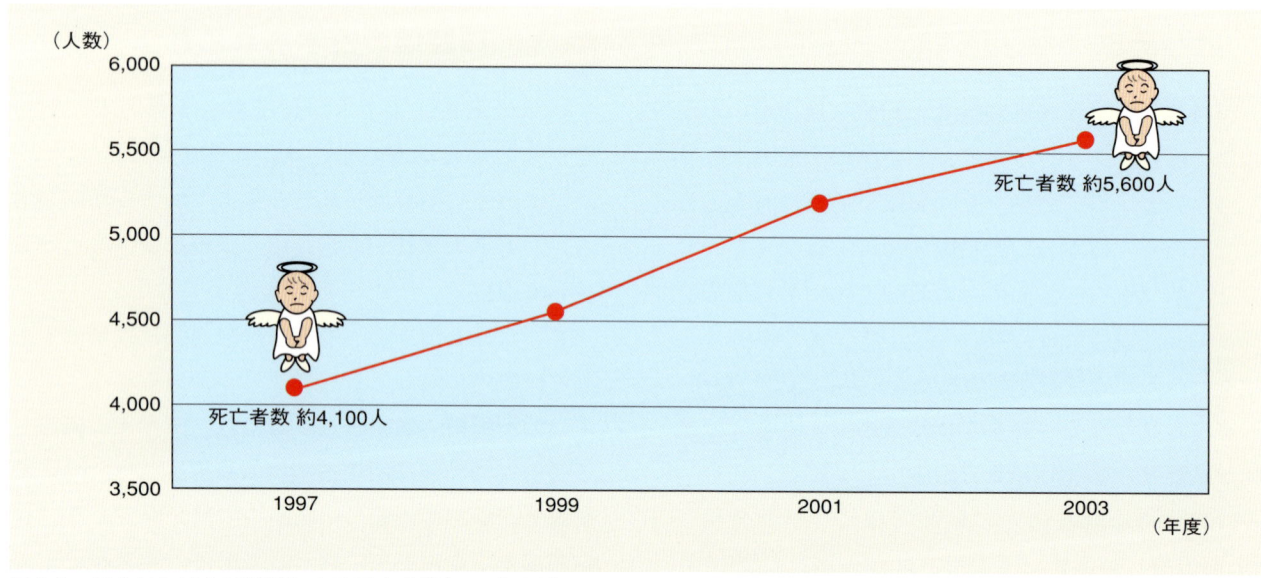

図1-3　日本における口腔癌による死亡者数(2003年度厚生労働省「人口動態統計」より引用).

1. どれくらいの罹患率と死亡率なのか

　2003年には癌全般における死亡者は約31万人を超え，死亡者数全体の31%を占めており，これはおよそ3人に1人が癌で死亡したことを意味している(図1-2).

　その中で口腔癌の死亡率は全体の癌の2%に過ぎないが，30年前と比べれば，2倍以上に増加し，口腔癌の罹患率と死亡率は著しく上昇するといった憂慮すべき現象となっている[1].

　最近の報告から[2]，日本における2003年度の口腔癌の死亡者数は男女合わせて約5,600人となり，1997年度の約4,100人と比較しても急激な増加を示している(図1-3).

　また口腔癌の罹患者数を考えると，早期癌から進行癌を含めた口腔癌の5年生存率が全国平均で約70%と言われていることから，日本では年間8,000人以上が口腔癌患者と思われる．さらに，昨今の増加率のまま推移すれば，10年後には1万人以上が口腔癌に罹患すると予測されているのである．

　一方，厚生労働白書によると，人口10万人あた

口腔癌検診の目的

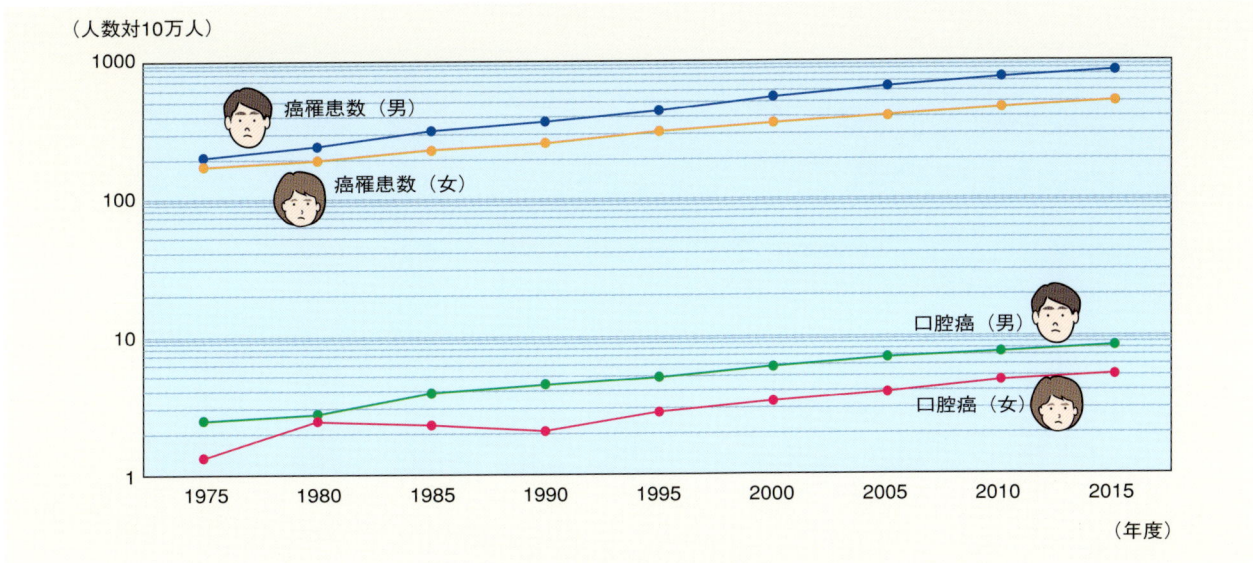

図1-4　臓器別による癌発生数（人口10万対：2003年度厚生労働省「人口動態統計」より引用）．

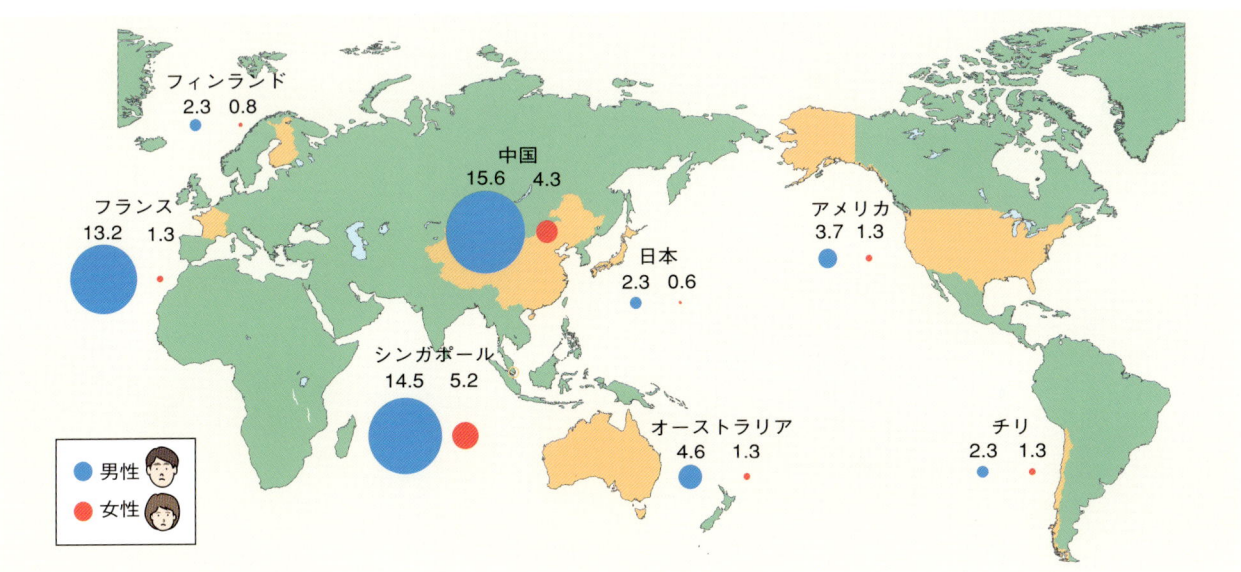

図1-5　国別の口腔癌による死亡率（人口10万対：1999年度がん統計白書より引用）．

りの口腔・咽頭癌による死亡率の年次推移では，1975年度は男性2.4人，女性1.3人，1995年度は2倍以上の男性5.1人，女性2.9人となり，そして2015年度には男性8.6人，女性5.2人に増加すると予測されている．

この間にも癌の治療成績は着実に向上しており，現在癌患者の半数近くが治癒していることを考え合わせると口腔癌の発生は，この数字で表されるよりはるかに多いと推測される（図1-4）．

ここで，世界の各地域における癌の発生を見てみると，年30万人以上が口腔癌に罹患していると言われている．しかし癌全般の発生頻度は国，地域，人種によって著しく異なる．

例えば，日本人における胃癌，インド・東南アジアにおける口腔癌，中国における食道癌，肝臓癌，上咽頭癌，欧米人における大腸癌，白人における皮膚癌などが罹患率の高い疾病として挙げられる[3]．

人種差，地域差による明確な分子生物学的な解析は未だ明らかにされていないが，口腔癌においてインドの罹患率の高さは噛みタバコなどのような生活習慣が最大の要因で，日本の10倍以上と言われている[4]（図1-5）．

13

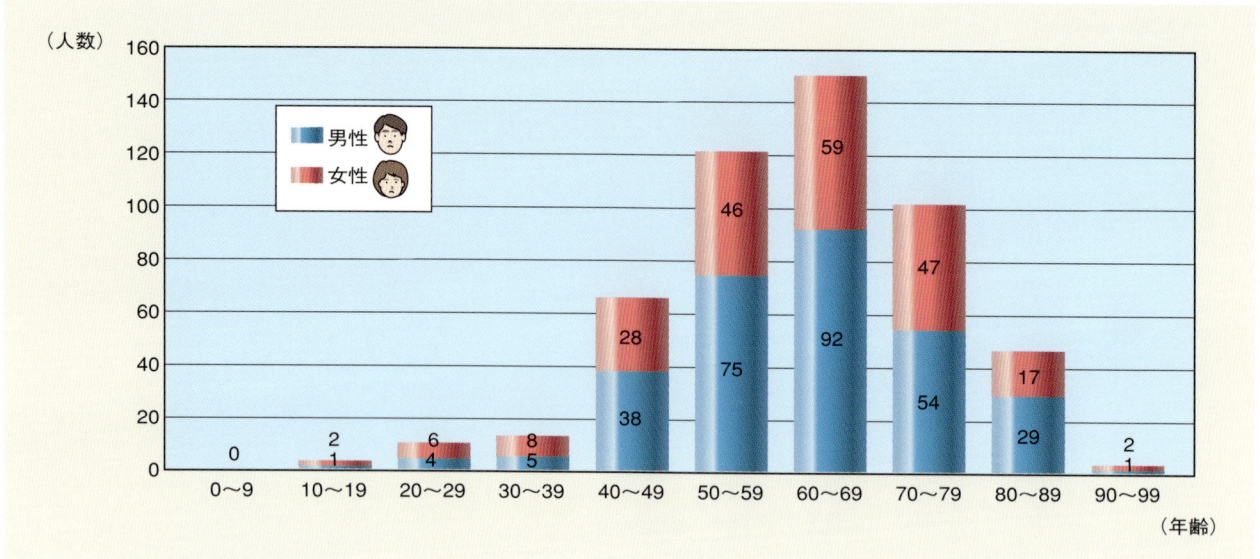

図1-6 年齢別に見た口腔癌患者数(n＝514：東京歯科大学口腔外科学講座，1988.4～1998.3)．

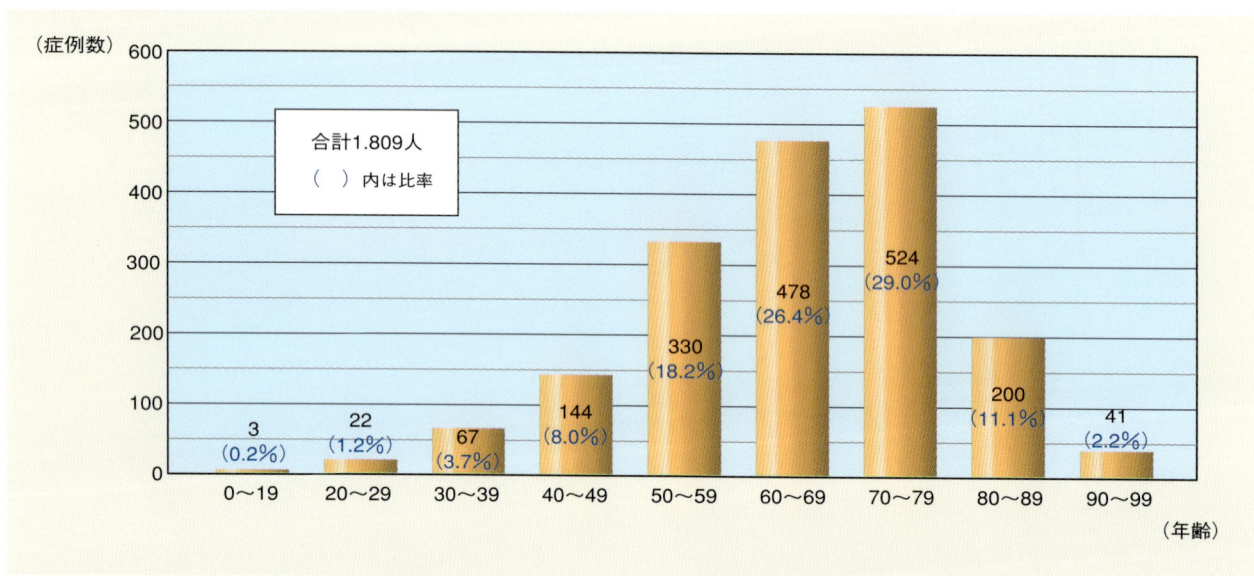

図1-7 2002年度における年齢別の口腔癌患者数(非扁平上皮癌を含む1,809症例・日本口腔外科学会雑誌．2006．より改変)

2．性別・年齢でどれくらいの差があるのか

　口腔癌の性別発生頻度は，全体で約2：1であり男性に多い．この性差に人種差はほとんどなく，おおむね2：1以上の割合で，男性に多い傾向を示している（図1-6）．

　統計処理の信憑性に多少疑問はあるが，インドでは前述の特殊事情で10：1と圧倒的に男性に多い罹患率を示していた．

　性差は原発部位別に特徴的な関連があり，口底癌，口唇癌では特に男性に多く認められる．口底は飲酒の影響を強く受ける部位であること，性差によるメラニン含量の相違などが原因と考えられるが，不明な点も多く今後の検証が待たれる．

　口腔癌の年齢別発生頻度は，ほかの癌と同様に60歳代にもっとも多く見られ，60歳以上が罹患者全体の40％を占めている（図1-6）．

　2002年度の口腔癌に関する口腔外科全国統計によると，1,809人中男性は1,071人で59.2％，女性は738人で40.8％であった（男：女＝1.45：1）．

　年齢別では，50歳代が330人で18.2％，60歳代が478人で26.4％であり，70歳代が524人で29.0％，50歳以上が約87.0％を占めていた（図1-7）．

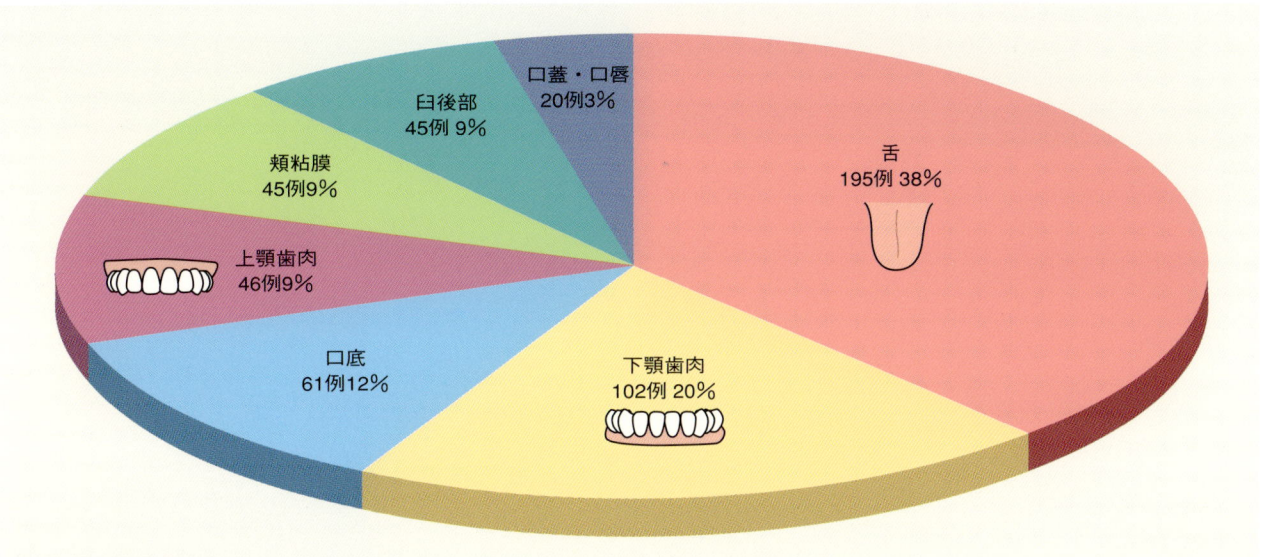

図1-8 口腔扁平上皮癌の部位別発生頻度(n=514, 東京歯科大学口腔外科学講座, 1988.4～1998.3).

表1-1 TNM分類. 口唇および口腔(1986年+1997年改定)

T(原発腫瘍:primary tumor)	T0:原発腫瘍なし
	Tis:上皮内癌
	T1:腫瘍径が2cm以下
	T2:腫瘍径が2cm以上, 4cm未満
	T3:腫瘍径が4cm以上
	T4:骨, 筋肉, 皮膚, 頸部(直接拡大浸潤), 上顎洞などの隣接臓器に進展した腫瘍
	Tx:判定のための必要最低限な検索が行われなかったもの
N(所属リンパ節:regional lymph node)	N0:所属リンパ節の転移を認めない
	N1:同側の所属リンパ節に単一の転移を認め, 最大径が3cm以下
	N2a:同側の所属リンパ節に単一の転移を認め, 最大径が3cm以上, 6cm以下
	N2b:同側の所属リンパ節に多数の転移を認め, 最大径が6cm以下
	N2c:両側または対側の所属リンパ節に転移を認め, 最大径が6cm以下
	N3:所属リンパ節の最大径が6cm以上
	Nx:判定のための必要最低限な検索が行われなかったもの
M(遠隔転移:metastasis)	M0:遠隔転移なし
	M1:遠隔転移あり
	Mx:判定のための必要最低限な検索が行われなかったもの

高齢化社会を迎えた近年,(超)高齢者の罹患者数がさらに増加すると予想される.一方,若年者(扁平上皮癌)では中国の最少年齢12歳の報告がある[5].

口腔癌では30歳以下の発症は,まれとされていたが,最近では20歳代の罹患率の増加現象が言われている.生活習慣,生活環境,化学的要因,ウィルス・細菌などの影響も考えられるが,詳細は不明である[6].

3. 好発部位とTNM分類から見る口腔癌

日本における口腔癌の部位別発生頻度は舌がもっとも高く全口腔癌の38％を占めていた(図1-8)[7].この現象は,嚙みタバコを習慣とする東南アジア諸国を除いた国々でも同様な傾向が示されていた.

部位別に見てみると,舌に次いで,下顎歯肉20％,口底12％と低下し,上顎歯肉9％,頰粘膜9％,臼後部および口蓋・口唇の順で発生率を示していた[7].

第1章

表1-2 病期分類(1997年Stage分類)

病期分類	TNM分類		
Stage I	T1	N0	M0
Stage II	T2	N0	M0
Stage III	T3 T1, T2, T3	N0 N1	M0 M0
Stage IVA	T4 T1, T2, T3, T4	N0, N1 N2	M0 M0
Stage IVB	T1, T2, T3, T4	N3	M0
Stage IVC	T1, T2, T3, T4	N1, N2, N3	M1

表1-3 上皮性悪性腫瘍のTNM分類(n=1,784)

T分類	T0	Tis	T1	T2	T3	T4	Tx	合計
例数 (%)	1	4 (0.2)	410 (23.0)	765 (42.9)	230 (12.9)	371 (20.8)	3 (0.2)	1,784 (100.0)
N分類		N0	N1	N2	N3	Nx		合計
例数 (%)		1,228 (68.8)	274 (15.4)	255 (14.3)	10 (0.5)	17 (1.0)		1,784 (100.0)
M分類		M0	M1					合計
例数 (%)		1,767 (99.0)	17 (1.0)					1,784 (100.0)

日本歯科医学会誌. 1988. より引用.

　この部位別頻度は，統計をとった施設機関によっても順位が多少異なる場合がある．すなわち歯科大学などの歯科・口腔外科系であれば舌の次に歯肉が多く，医科系耳鼻科領域であれば頰粘膜，口蓋部，上顎洞が舌の次に多くなる．

　いずれにせよ，舌癌が多く，口唇癌が少ないことに変わりはないと判断できる．さらに舌癌の約90％は舌側縁に発生する傾向にあり，舌尖や舌背に生じることはきわめてまれである．

　歯肉においても上顎と下顎では発生頻度が異なり，この現象は口唇でも上唇と下唇の発生率に差異が認められる．同一組織においても発生頻度が異なる点は未だ解明がなされていない．

　TNM分類(TNM classification of malignant tumors)は国際対癌連合(UICC：Union Internationale Contre Le Cancer)によって，1950年頃から用いられている身体28部位の悪性腫瘍の腫瘍進展度指標について，国際的に統一するための評価法である(表1-1).

　TNM分類の目的は治療前の腫瘍の臨床的情報収集で，局所の腫瘍の大きさ(T)，所属リンパ節(N)，遠隔臓器転移(M)の状態を基盤として分類が行われた．

　さらにTNM分類に基づいて病期分類(Ⅰ～Ⅳ期)を導き，腫瘍の進展度を評価するために使用されている(表1-2)[8].

　TNM分類から2002年度の口腔外科全国統計(n=1,784)を見ると，T2がもっとも多く765人で42.9％，次いでT1が410人で23.0％であるのに対し，Tis(上皮内癌)は4人で0.2％，T3は230例で12.9％である．

　これを見てもわかるように，口腔はほかの部位と異なり，発見されやすい部位であるにもかかわらず，早期であるTisが少なくT2，T3，T4合わせて1,366例で76.6％であり，かなり進行した状態とし

表1-4 浸潤様式の分類

山本・小浜 (1982)	1型：境界線が明瞭である
	2型：境界線にやや乱れがある
	3型：境界線は不明瞭で，大小の腫瘍胞巣が散在
	4C型：境界線は不明瞭で，小さな腫瘍胞巣が索状に（索状型）浸潤
	4D型：境界線は不明瞭で，腫瘍は胞巣をつくらず（びまん型）びまん性に浸潤
Jacobsson (1973), Willen (1975)	Grade1：well defined borderline
	Grade2：cords, less marked borderline
	Grade3：group of cells, no distinct borderline
	Grade4：diffuse invasion（or diffuse growth）

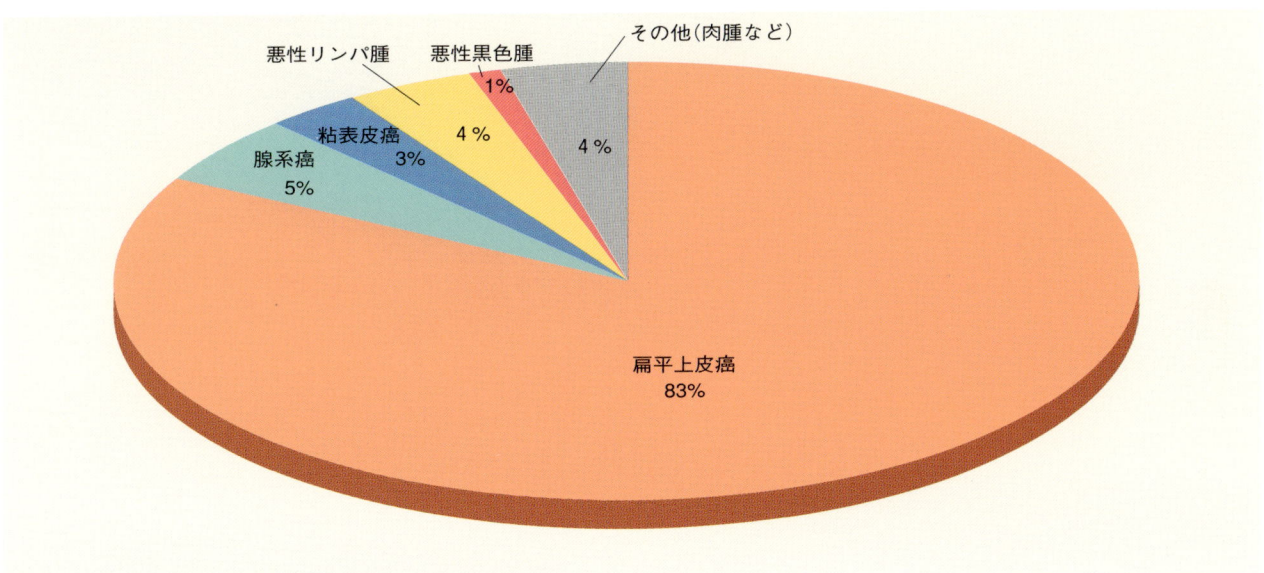

図1-9　口腔悪性腫瘍（n＝619：東京歯科大学口腔外科学講座，1982.4～2002.3）．

て発見されている（表1-3）．

このことは，早期発見・早期治療という点からも憂慮すべき問題である．歯科診療に際し，歯科医師は歯だけではなく，周囲軟組織に対しても注意深く診察することが必要である．

4．臨床病理組織学的な特徴とは何か

病理組織学的には，口腔癌の約83％が扁平上皮癌で，その多くは分化型の扁平上皮癌である．角化細胞由来の異型細胞がいろいろな大きさの癌細胞集団を形成し，間質結合組織の増大を伴って浸潤性に増殖した形態を示す．

扁平上皮癌はさまざまな程度に分化するので，一般には分化度を基準にした組織学的分類が行われる（低，中，高分化型または未分化型）．

また腫瘍実質周囲の母床の間質反応から悪性度を評価し組織学的に分類したものもある（表1-4）．

そのほかの癌としては，粘表皮腫，腺癌などの唾液腺癌，未分化癌なども存在する（図1-9）[9]．

Ⅱ．歯科医師による口腔癌の早期発見・早期治療を考える

筆者らの教室（東京歯科大学口腔外科学講座）の過去10年間における初診時口腔癌患者を病期分類別に見ると次のようになる．

すなわち，口腔癌514人中StageⅠは88人（17％）

表 1-5 口腔癌 514 例（東京歯科大学口腔外科学講座，1993.4〜2003.3）

病期分類	口腔癌患者数
Stage Ⅰ	n＝88
Stage Ⅱ	n＝101
Stage Ⅲ	n＝140
Stage Ⅳ	n＝185

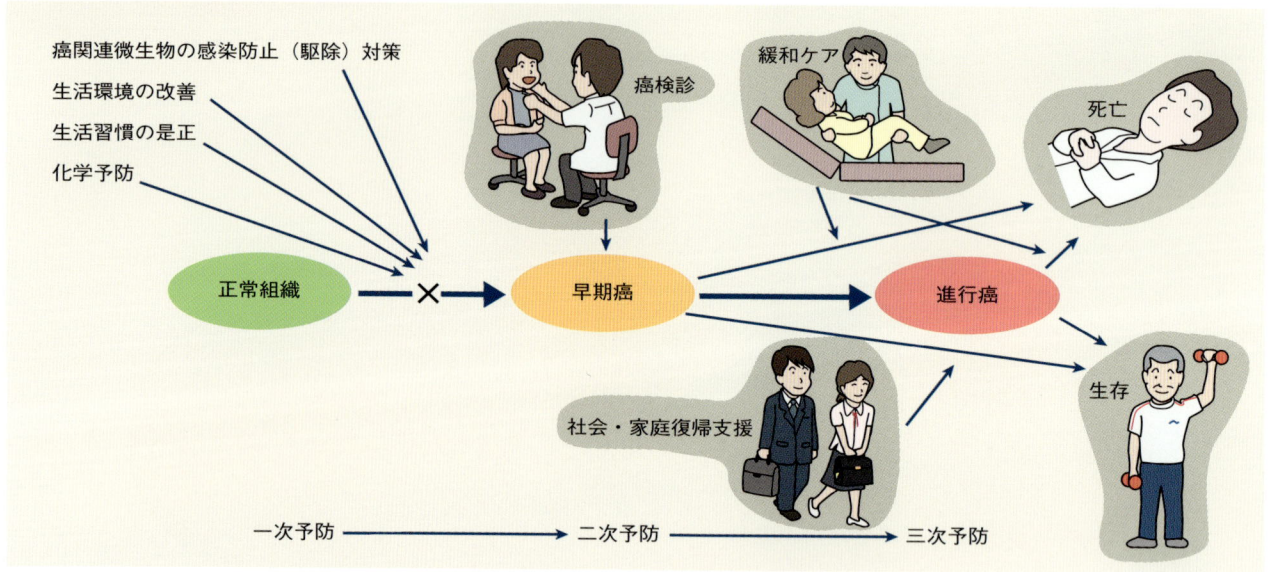

図 1-10　癌対策（1999 年「からだの科学」により引用・改変）．

であり，Stage Ⅳ は 185 人（36％）を示していた（表 1-5）．

教室の治療成績から術後 5 年生存率が Stage Ⅰ で 94％，Stage Ⅳ では 60％ ということを顧みれば，早期に発見することの必要性は自明の理である．

社会に対して口腔癌実態を呈示し，早期発見と治療の必要性を啓発することは，もちろん重要であるが，われわれ歯科医師にとっても先ずやるべき対処法があると思われる．

日頃，歯科治療または歯科検診で訪れる患者に対しても積極的に口腔粘膜に目を向け診査する習慣を養うことが大切である．

ここでは口腔癌対策へのひとつの試みとして，口腔癌の早期発見のためのシステムづくりの必要性と歯科医師として取り組むべき事項について検討したい．

1．口腔癌の早期発見のためのシステムづくりとは

口腔癌対策の内容を分類すると，現在全国で施行されている他臓器癌対策（胃癌，大腸癌など）と同様に「予防対策」と「治療対策」に大別される．

予防対策は，癌にならないようにする「一次予防」と，「早期発見」「早期治療」を施し癌で死なないようにする「二次予防」に分けられる（図 1-10）．

言い換えれば，一次予防で制御できなかった癌に対しては，検診などによって治療可能な早期癌の段階で発見し，基幹病院で根治療法を受けて癌で死なないように導くことが二次予防となる[10]．

しかし検診での発見が，つねに早期癌だけとは限らない．検診での発見が進行癌の場合でも，患者にとって有効な治療を施して癌患者の治癒，延命，そして苦痛を和らげるなどの QOL の向上に努めてい

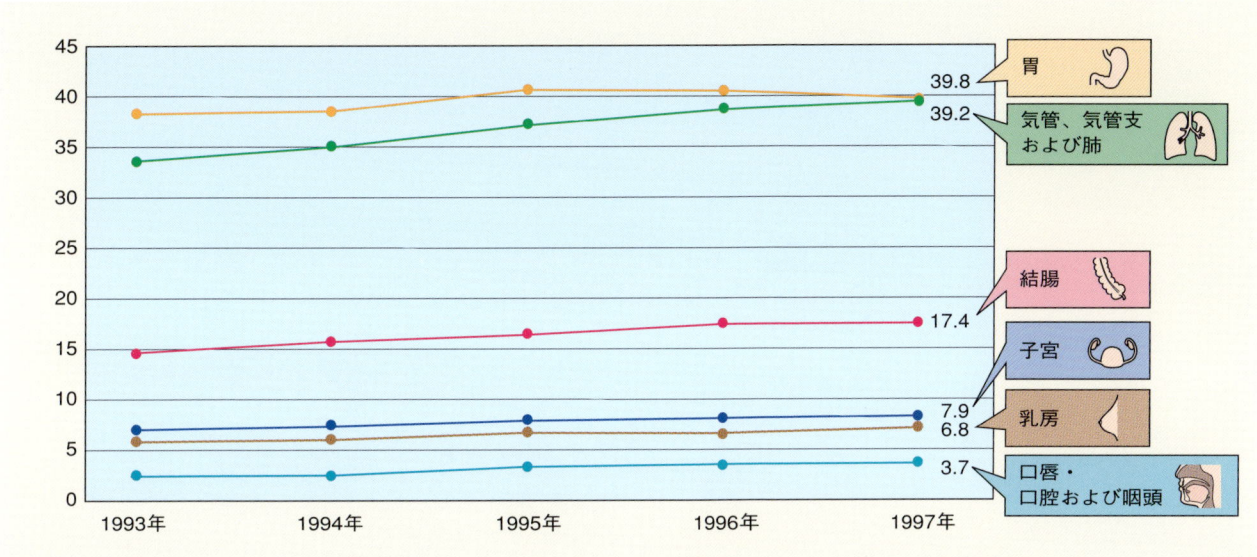

図 1-11　悪性新生物による死亡率の年次推移（人口 10 万対：1999 年度がん統計白書より引用）．

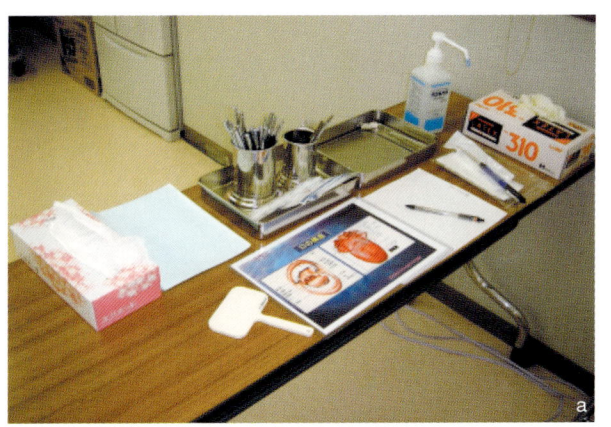
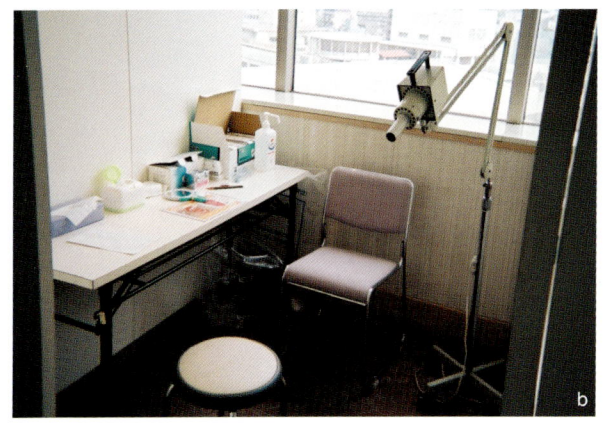

図 1-12a，b　口腔癌検診に必要な器具．

る施設への手配も，二次予防の必要な条件となっている．

　本来，癌検診の目的は，救命可能な癌を早期に発見，治療し，個々の癌患者の生命予後を改善することを通して，検診を行った集団全体における当該癌の死亡率を減少させることにある[10]．

　口腔癌においても，このような EBM のある科学的根拠に基づいた検診が可能であろうか．一般検診の評価からすれば，未だ十分な対象数と検診の妥当性は口腔癌の場合，得られていない．

　国立がんセンターによる癌検診実施の基本条件によれば，①当該疾患の癌死亡率，罹患率が高い，②集団に適したスクリーニング法である，③診断精度が高い，④疾患の早期発見に治療効果がある，⑤経済性が優れている，⑥目的に対する有効性がある，⑦検査が安全である，⑧総合的に見てメリットがデメリットを上回っている，などが提示されている．

　現在，日本で行われている主要五検診（胃癌検診，子宮癌検診，肺癌検診，乳癌検診，大腸癌検診）と比較すれば，口腔癌は上記①の項目で大幅に低値を示しており，残念ながら評価基準に満たないのが現状である（図 1-11）．

　すなわち死亡率を見ると，胃癌，肺癌の約 1/10，大腸癌の約 1/6，子宮癌および乳癌の約 1/2 の値を示している．しかし，口腔癌の罹患率（図 1-4 参照）が 30 年前と比較すると 2 倍に増加したこと，2015

第1章

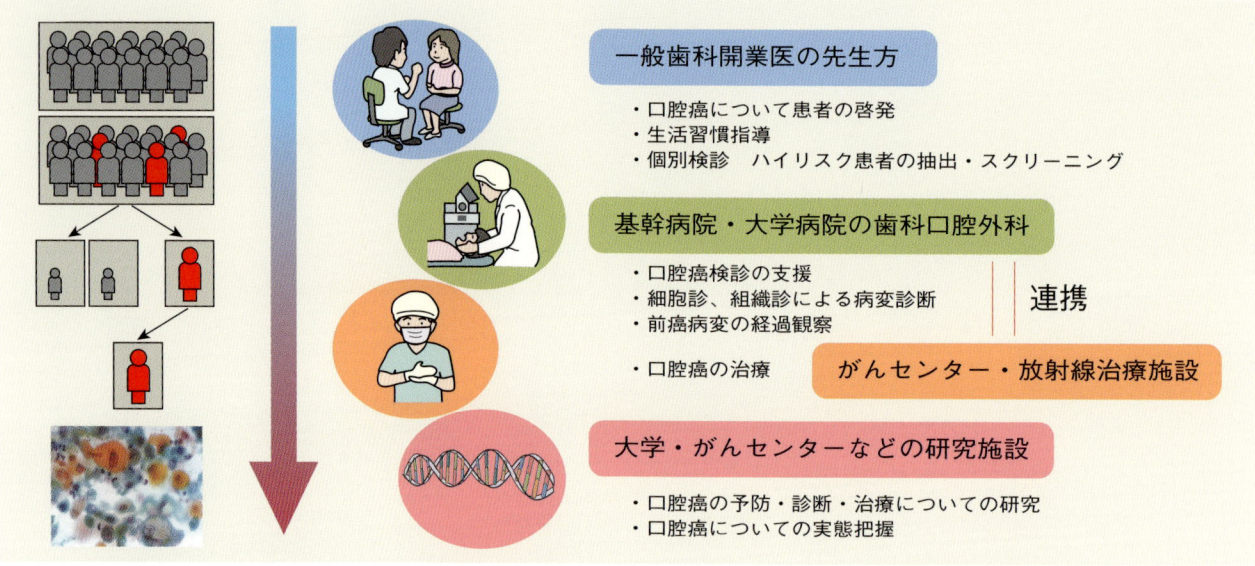

図1-13 早期発見・早期治療のためには一般開業医，基幹病院，大学病院，研究施設などの連携が必要である．

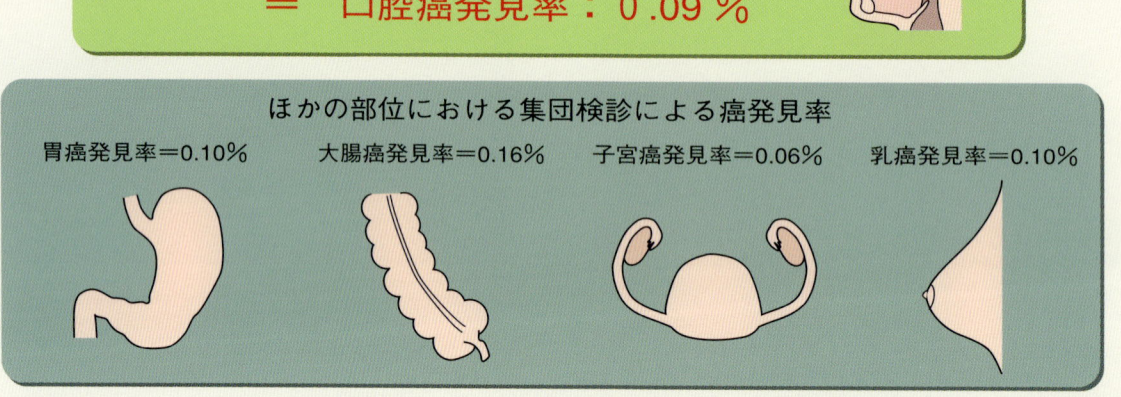

図1-14 口腔癌検診の成績（下の図は厚生省大臣官房統計情報部編「平成10年度老人保健事業報告」より引用・改変）．

年には現在よりさらに約1.6倍に増加することを踏まえれば，今から対策を練る必要性はあると考える．

口腔癌検診の目的をスクリーニング検査にとどめ，疑わしい症例に対する精査は基幹病院へ委ねる体制であれば，②から⑦の項目に関しても後述の内容から十分に妥当性は証明される．

⑤の項目「経済性」であるが，実際の口腔癌検診において使用する器具に特別なものはなく（図1-12 a，b），またハード面でも特に備えるべき機器はない．

しかし，集団検診または個別検診を担当する医療側の時間と労力，被検診者の経済的負担を考えれば，行政からの資金援助もしくは国の保険への適応などを視野に入れた議論が必要と思われる．

もちろん，1施設や1歯科医師会で完遂できる事業ではない．地域における行政，歯科医師会，基幹病院の協力のもと（図1-13），一般社会に普及させ一律な手法による検診を継続的に実施し，その有効性を評価する必要がある．

2．口腔癌を早く発見する効果

前述のように当科へ来院する口腔癌患者の7割以

診　　断	舌炎	口内炎	線維腫	血管腫	粘液嚢胞	白板症	褥創性潰瘍	扁平苔癬	TMD	乳頭腫	紅板症
症　　例	108	86	40	29	25	22	16	15	14	6	5

前癌病変 ＋ 口腔癌
3,005名中 0.99％

図1-15　口腔癌検診時に発見された口腔粘膜疾患．

上が進行した状態である．Stageの進行に逆行して5年生存率は大幅に低下する．そのためにも早期癌で発見することに大きな意義がある．

また早期癌であれば，術後の局所再発，頸部リンパ節転移，そして遠隔転移の可能性は明確に低いと報告されている[11]．

そのため患者本人にとっても病悩期間が短くなり，闘病ストレスの解消にもつながる．そして家族の患者ケアも軽減されるなど，早期治療の効果はさまざまな面で現れる．

検診での発見が必ずしも早期癌のみとは限らないが，扁平上皮癌が前癌状態を経緯して発症することから些細な粘膜変化を日常臨床で発見する確率は高いと思われる．口腔粘膜の診査法などについては後述するとして，ここでは検診の必要性について述べたい．

過去12年間に筆者らが，地域歯科医師会および行政と協力して行った口腔癌検診の結果（図1-14）から，口腔癌の発見率は0.09％であった．これはほかの癌検診の発見率と比較しても，決して遜色のある数値とは思われない．

一般に検診の有効性は母集団が10万人以上で死亡率を持って行うべきとされるが，この発見率，すなわち0.09％は相対的かつ単純な評価にはなると思われる．

さらに特筆すべき点は，口腔癌ではないが，前癌病変やほかの粘膜疾患の多くを発見することができ，これらの発見率を加算すると0.99％の割合で疾病を発見したことになる（図1-15）．

前癌病変および口腔粘膜疾患を抽出することも重要であるが，この口腔病変を患者への情報として提供し，注意を惹起させることにも歯科医師にとって大きな意義があり，患者への啓発にもつながると思われた．

口腔癌検診の方法として，集団検診または事業検診を応用して行っている施設が多いが，歯科医療が一般開業医の方々の日常診療から成り立っており，また多くの国民が，かかりつけ歯科医を持っていることから個別検診の導入も必要と思われる．そこで，定期的な検診のトレーニングを受け，基幹病院との連携が得られた多くの歯科医師の参画が望まれる．

早期治療の効果を医療費から見ると，StageⅠ症例で全身麻酔下の局所切除術を選択した場合，入院期間2週間，投薬，大部屋，病理検査などを含めた保険請求として約55,000点を要する．

StageⅣの場合は，全身麻酔下の局所切除術，頸部郭清術，皮弁による再建術，骨移植術を選択し，入院期間4週間，投薬，大部屋，病理検査などを含

第1章

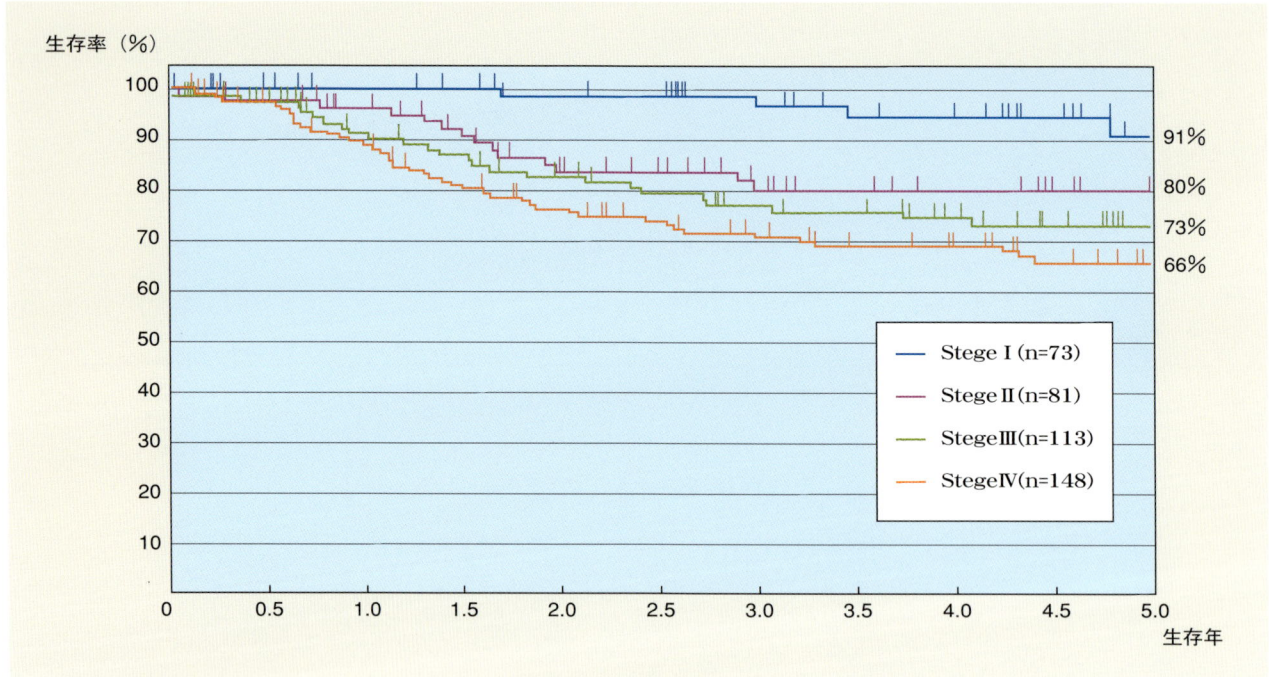

図1-16　口腔癌の治療成績(5年生存率：n＝415：東京歯科大学口腔外科学講座，1990.4〜2000.3)．

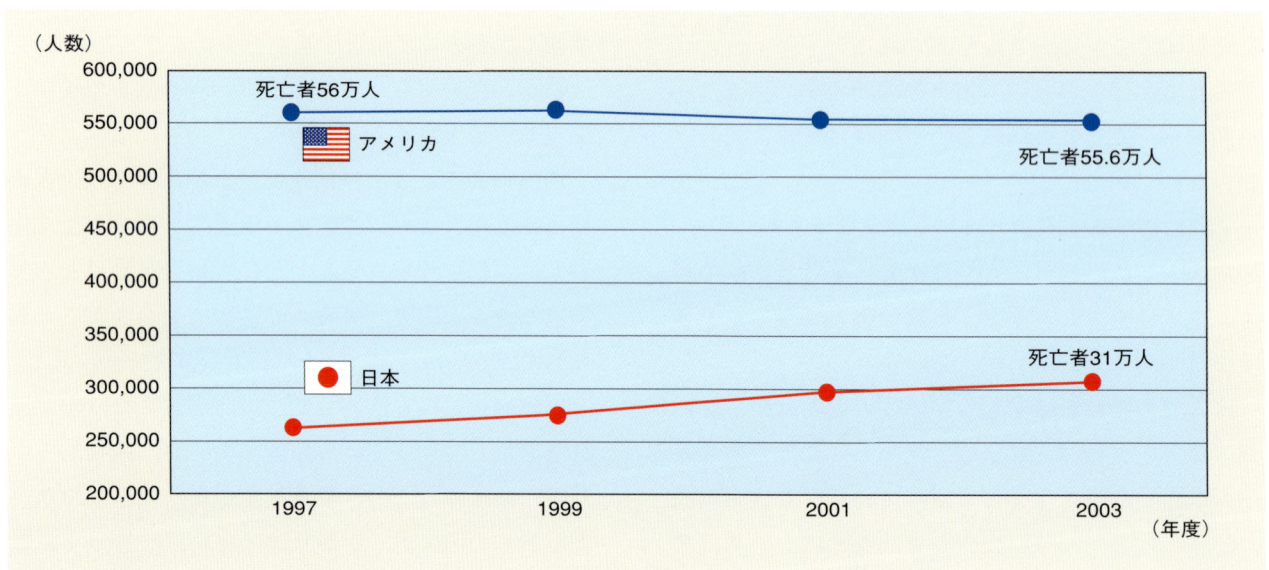

図1-17　悪性新生物による全死亡者数(Jemal A, et al. より引用・改変)．

めた保険請求として約100,000点となる(以上2006年現在)．

　医療費の高騰が叫ばれている昨今，行政の負担を軽減させる面からも，もちろん患者および患者家族の経済的負担を考えても早期発見の意義は大きいのである．

　だだし，医療側として大変に残念ではあるが，StageⅠ症例であっても100％の治癒を保証することができないのが現医学のレベルである(図1-16)．

　これは，きわめて早期の癌にもかかわらず，リンパ行性の性格が強く，初期のうちからリンパ節，遠隔臓器への転移を起こす症例が存在するためである．

　この種の超悪性癌に対しては一般臨床医の責務ではなく，筆者ら研究者による継続した医学・研究レベルでの努力と研鑽が必要であり，専門医学ならびに研究施設での解析結果が待たれるものである．

口腔癌検診の目的

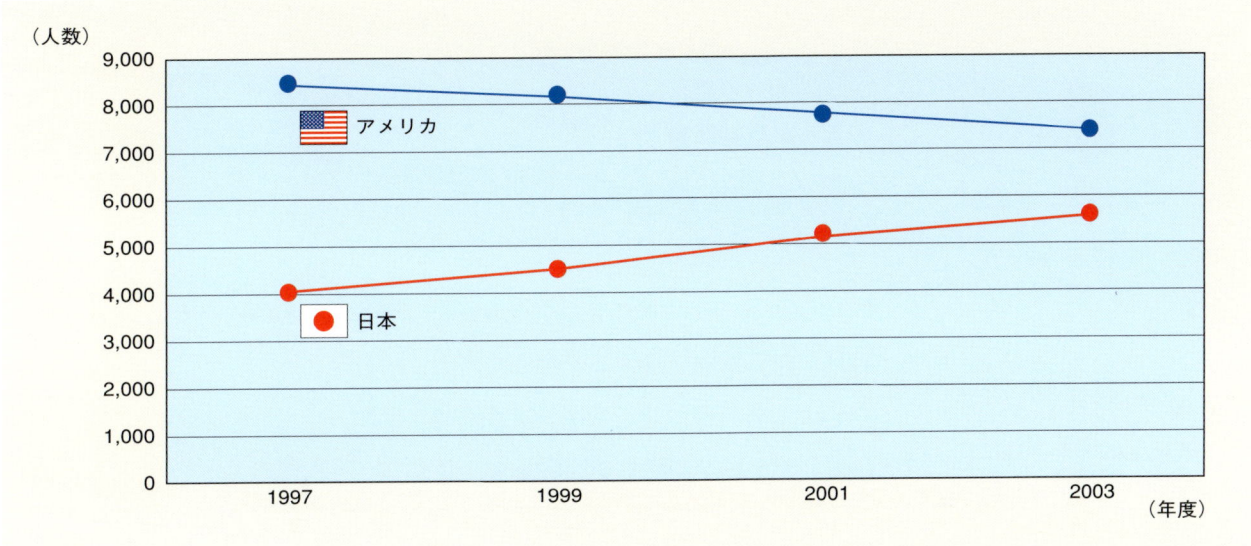

図1-18 口腔癌による死亡者数（Jemal A, et al. より引用・改変）．

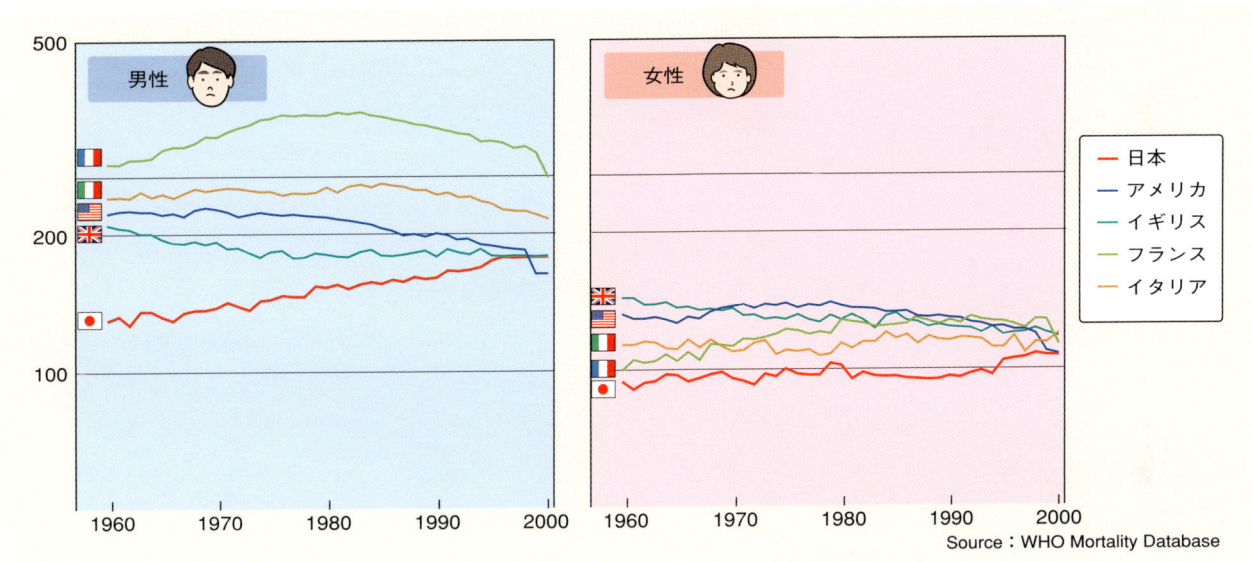

図1-19 国別の口腔・咽頭癌による死亡者数（人口10万対：Tanaka S, et al. より引用・改変）．

3．アメリカ歯科医師会の口腔癌への取り組み

アメリカにおける癌の全死亡者数を見ると，1997年度の集計で日本の26万人に対し56万人を表していた[12]．しかし，それ以降減少傾向を示し，2003年には日本が31万人に上昇したにもかかわらず，約55.6万人まで減少している（図1-17）．

死亡率を見た人口動態のため，医療水準および罹患率に差がある場合に，死亡率に変化が起こる可能性はあるが，日本の医療は世界に先駆けて検診を国家プロジェクトとして行い，内視鏡などを含めた世界一流の診断能力，そして医療技術を持っているにもかかわらず日本の死亡率増加は憂うべきことと考えられる．

癌全体のみならず，アメリカの口腔癌においても同様な傾向が言える．すなわち口腔癌の死亡者数は1997年約8,400人，2003年7,200人と5年間で1,200人以上という急激な減少が見られる．

前述のように日本の口腔癌死亡者数は，上昇一方の傾向を示している（図1-18）のに対して，驚くべき現象である．

23

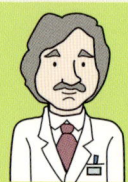

図1-20 ADAの口腔癌対策.

　この傾向は，ほかの先進国（イギリス，フランス，イタリア）の口腔・咽頭癌死亡率と比較しても同様な結果を表している（図1-19）[2].

　日本の口腔癌検診に対する認識不足だけが死亡率の増加に関与するとは言い難いが，アメリカのような検診を含めた口腔癌対策を究明することの必要性を強く感じる.

　アメリカ歯科医師会（ADA）の活動は，日本歯科医師会とは異なり一部厚労省にも似た権限と実績を持っている．日本とは体制も違い歯科医師国家試験もこのADAが管理をして州ごとの試験を実施している.

　このADAが率先をして口腔癌対策を立ち上げ，口腔癌・咽頭癌予防を国家政策のひとつとして定着させた．その方法としては，州レベルの歯科医師会に口腔衛生の専門家も加えプロジェクトチームをつくり，戦略の企画，実施，そして有効性の評価までを行っていく.

　実際の活動としては，口腔癌の予防と診断のガイドライン作成，生涯教育制度の確立，予防と早期発見に対する国家予算を組むなどが実施されていた.

　それ以外にADAは，民間医療保険の中に口腔癌検査の導入，国レベルの口腔癌予防対策，キャンペーン活動の実施，国民に対しての口腔粘膜疾患の啓発，協賛の確保と基金の設立を精力的に行っている.

　また，2003年からは各Dental Schoolの卒後研修プログラムに「口腔癌診断」を設け，一般開業歯科医師の教育を始めている（図1-20）.

　アメリカ国民への広報活動としては，ADA誌に口腔癌に関する総説を年に数回定期的に掲載し，さらにWeb上での口腔癌臨床視診の呈示，疫学，治療成績の公開をしている.

　研究面でも，公衆衛生面と基礎的診断に関する研究を推進している．歯科医師会主導で政府も動き，一丸となって口腔癌対策を行っている姿勢が，口腔癌死亡率の減少へと導いた一因とも思われる.

　2004年の広報ポスターでは「非喫煙者，若い人，女性も気をつけましょう」と謳っている．疫学的に口腔癌罹患者にはなり難い群にまで，この警告は発せられている.

　日本社会の「口腔癌って何」「本当に起こるの」といったような現状と比較すると，医療側，患者側ともにあまりの認識の相違を感じずにはいられない.

4．口腔癌は歯科医師がもっとも発見しやすい

　歯科医業の目的は，「国民の口と歯の健康管理を通して，医道の高揚，歯科医学の進歩発達，公衆衛生の普及向上を図り，社会福祉を増進することにある」と提唱されている.

　そして歯科医師の診療領域は1口腔単位であり，

口腔癌検診の目的

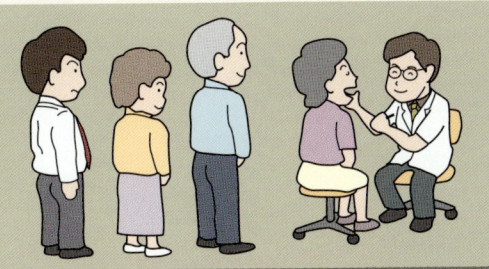
集団検診
1. 歯科医師会が行う歯科衛生事業として
2. 保健センターが行う癌検診の一環として
3. 事業所の歯科検診項目に包含して
4. 基幹病院の定地疫学調査として

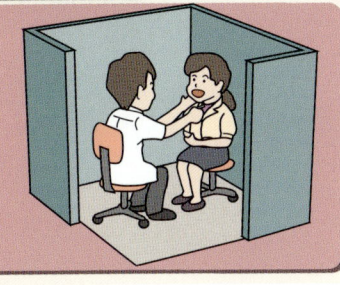
個別検診
1. 総合病院における人間ドッグのオプション
2. 口腔衛生管理型の歯科診療所における歯科ドッグの一部として
3. 個人診療所における定期検診業務として

図1-21　現在行われている口腔癌検診.

歯と歯周組織にのみを対象とするのではなく，そのほかの口腔粘膜にも一様に健康管理をする責務がある．

とかく歯牙硬組織疾患や歯周組織疾患のみに目が向けられ，歯科医師自身が領域を狭くしている感も否めない．

行政が認める成人に対する検診制度についても成人歯科検診，事業所歯科検診，そして勧告程度の歯周疾患歯科検診（40, 50, 60, 70歳節目検診）が挙げられるが，対象部位には口腔粘膜疾患の明記はなく，「その他」の項目に含まれ異常所見の記入のみで代用されている．

口腔癌の好発年齢となる50歳以降の年齢層に対しても，受診を促す行政からの強制はなく，各自治体の判断下で対象年齢が定められているのが現状である．そして高齢患者の歯科検診の受診率は決して高いとは言えない．

口腔癌のみならず，口腔健康のために歯科検診へ受診させる国民への啓発活動も重要である．「その他」の項目で，粘膜疾患を発見したならば速やかに二次医療機関への受診を促し，精密検査を勧めるだけでも早期治療へ導くための価値ある医療と考える．

歯科医療は国民の「生きる力」を支えることをモットーとするとも言われている．このキャッチフレーズの中に口腔粘膜疾患も加え，健康管理対象の部位を認識すべきと考える．診療領域の分限の確保のためにも今一度，歯科医師のテリトリーを見直す必要性がきたと思われる．

われわれ歯科医師は，日本の口腔癌が増加への一途をたどり，先進諸国（アメリカ，イタリア，イギリス，フランス）の中で比較しても口腔癌死亡率の上昇は日本だけであるといった現状を（図1-19参照）[2]傍観するのみではなく，この事実へ対策を講じるべきである．

患者への口腔癌に対する啓発活動，口腔癌に関する臨床医への教育システム，検診システムの徹底化などが医療側で行うべき事項として挙げられるが，先ずは一般歯科医師の方々への意識向上が第一に必要であろう[13]．

口腔粘膜疾患に関心ある各歯科医師会が個別で勉強会を開き，知識の向上を図ることは当該歯科医師にとっては有意義なことと思われるが，決して全国レベルの普遍的なものではない．

一様な意識レベルの向上を図るには，各地域の基幹病院，大学などで一律な卒後研修プログラムを設定して定期的なオープン・セミナーを行うことも必

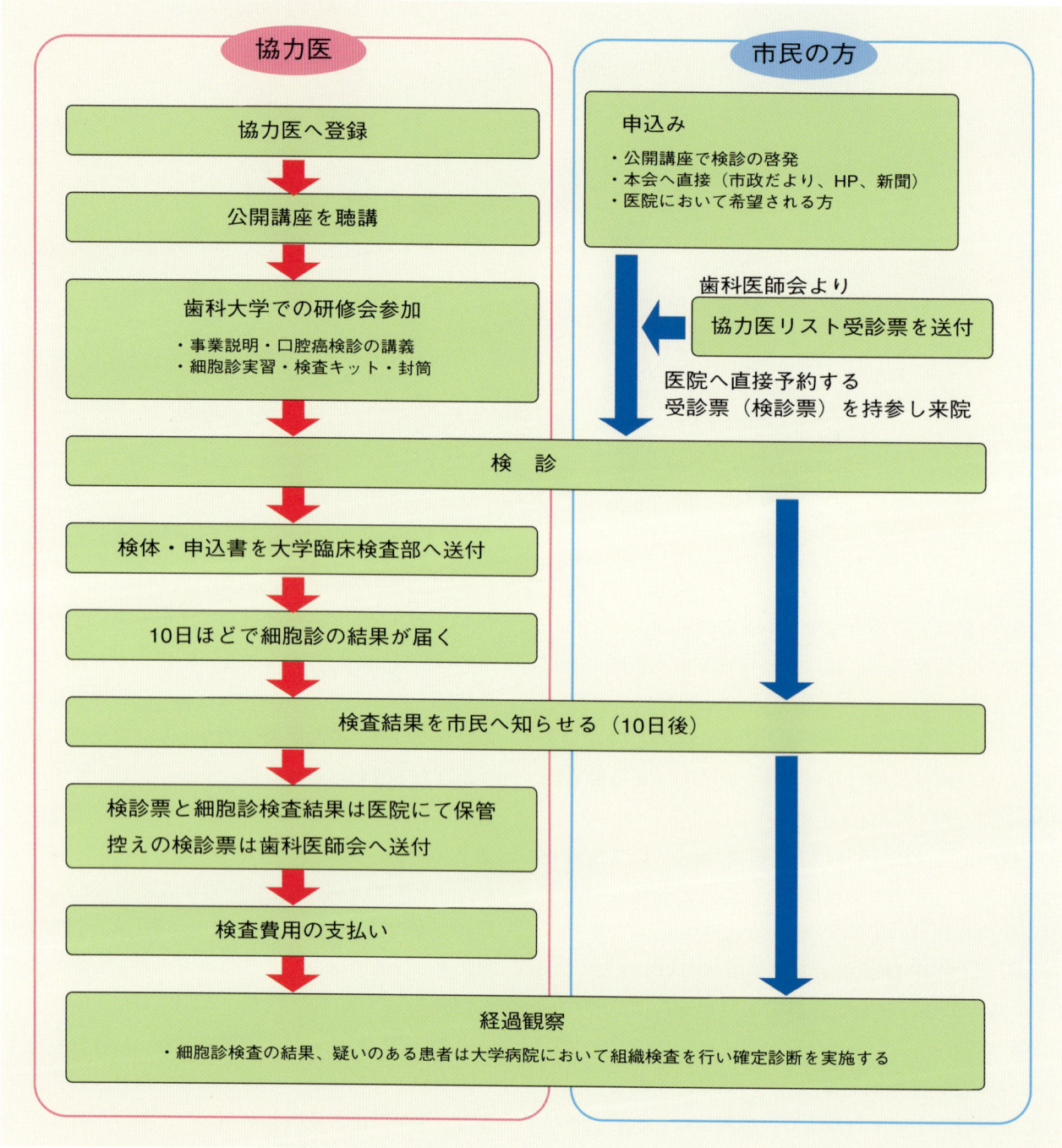

図1-22 歯科診療所での口腔癌個別検診の流れ（千葉市のモデルケース）．

要であろう．

また病診連携の一環事業に組み込むことも一計かもしれない．各自治体または歯科医師会の広報誌，機関誌への定期的な掲載も考えられる．前述のアメリカが試みているようなWeb上での公開も有効な手段であろう．

さらに口腔癌および口腔粘膜疾患検診のための全国一律なガイドラインの設定が望まれる．口腔の健康に対する責任を持つ歯科医師は，口腔粘膜にまで目を向け健康管理を行うべきであり，これが歯科医受診率の上昇と歯科医師の分限の確保にもつながるものと信じる．

口腔癌においてもほかの癌と同様に早期発見，早期治療が治癒率を向上させるために重要であることが提唱されて久しい[14]．早期発見を推進するためには，一般開業医の方々が口腔粘膜疾患へ関心を持つことと，検診を進めることが必要と考える．

各地の歯科医師会を中心として口腔癌検診が開始され，地域完結型ではあるが，その実績が報告されつつある．各地域での実績と問題点を考慮して，普遍的な口腔癌の早期発見のための検診ガイドラインが作成されることを望むものである[15]．

医療技術が発展し，治療成績の向上が実証されている医学界において，逆行している口腔癌実態に対し一矢を報いることが社会に対する歯科医師のもうひとつの重要な役割と考える．

Ⅲ．日本で口腔癌検診はどのように行われているか

それでは，日本ではどのような形で口腔癌検診が行われているのだろうか．報告されている口腔癌検診を図1-21に示す．

口腔癌検診の報告は1985年頃からあり，多くは市町レベルの歯科医師会と大学歯学部の口腔外科学講座や医学部歯科口腔外科学講座，基幹病院の歯科口腔外科が協同して行ってきた．

現在では，歯科医師によって行われている口腔癌検診は集団レベルによるもの（集団検診）と個人レベルによるもの（個別検診）に分けることができる．

集団検診は，先に述べたような行政や歯科医師会ならびに大学病院や国公立病院の歯科口腔外科が協同で定時的に行う方法がもっとも多い．また，事業所の歯科検診の診査項目の中に口腔粘膜疾患を盛り込んで行っている場合もある．

一方，個別検診では病院歯科において人間ドックのオプションとして歯科ならびに口腔癌検診が行われている場合も多くあり，そのほかに予防に重点をおいた歯科診療所において口腔癌検診を行っている場合もある．

さらに近年，歯科医師会と基幹病院の歯科口腔外科と臨床検査科が協力して個人開業されている一般歯科診療所で口腔癌検診を行う試みもなされており，その実績が報告されている．

筆者らの施設では，市歯科医師会の会員に向けて，8時間の口腔癌検診に関する研修を受けてもらった後，個人の診療所において細胞診まで行うことができるモデル事業を展開している．

現在40名の協力医が患者のうち希望者に対して随時検診を実施しており，さらに密接な後方支援体制を構築することでトラブルなく順調に検診業務は進んでいる．この事業の流れを図1-22に示す．

このように日本全国でいろいろな形態で口腔癌検診が行われている．しかし残念ながら，その検診方法，記録方法は統一されておらず，またその結果も広く報告されていないのが現状である．

先に述べたように集団検診のエビデンスに裏づけられた口腔癌検診システムを構築していくには，検診方法と記録方法ならびに追跡調査が必須条件である．このことについては第4章で詳しく述べたい．

参考文献

1. 富永祐民，大島　明，黒石哲生，青木國雄編：がん・統計白書―罹患/死亡/予後―1999．東京：篠原出版．1999 : 85-191.
2. Tanaka S, Sobue T. : Comparison of oral and pharyngeal cancer mortality in five countries : France, Italy, Japan, UK and USA from WHO mortality database (1960-2000). Jpn J Clin Oncol. 2005 : 35 : 488-491.
3. Ferlay J, Bray F, Pisani P, Parkin DM, Eds. : Globocan 2000 : cancer incidence, mortality and prevalence worldwide, Version 1.0. IARC Cancer Base No 5. Lyon IARC Press. 2001.
4. Gupta PC, Warnakulasuriya S. : Global epidemiology of areca nut usage. Addiction Biol. 2002 : 7 : 77-83.
5. Cao Z, Wang Y, Ishikawa K, Honda K, Sakamoto M, Miyazaki S, Suzuki S. : Maxillary cancer in a child : a case report. Auris Nasus Larynx. 2003 : 30 : 113-116.

6. 野村武史,柴原孝彦,野間弘康,山根源之,横山 顕,村松太郎,大森 泰:口腔癌における発癌要因に関する研究.頭頸部腫瘍.1998:24:83-89.
7. Shibahara T, Noma H, Kakizawa T, Ohtsuru H, Fukutake K, Uchida I. : Oral cancer research with an emphasis on genomic analysis. Bull Tokyo Dent Colleg. 2002:43:209-222.
8. 野間弘康,瀬戸晥一編:標準口腔外科学.東京.医学書院.2004.
9. 清水正嗣,小浜源郁編:口腔癌.東京.デンタルダイヤモンド社.1989.
10. 久道 茂編.がん検診.In:からだの科学.増刊.東京:日本評論社.1999:23-153.
11. 片倉 朗,山 満,高野正行,井出愛周,高木多加志,矢島安朝,柴原孝彦,柿澤 卓,野間弘康,外木守雄,山根源之,井上 孝,下野正基:口腔扁平上皮上癌の頸部リンパ節転移に関する臨床病理学的検討−当科で行っている機能的頸部郭清術−.頭頸部腫瘍.1997:23:72-77.
12. Jemal A, Murray T, Samuels A, Ghafoor A, Ward E, Thun MJ. : Cancer statistics, 2003. CA Cancer J Clin. 2003:53:5-26.
13. 池田憲昭,石井拓男,飯田 進,神谷祐司,深野英夫,大岩伊知郎,栗田賢一,下郷和雄,河合 幹,榊原悠紀田郎,中垣晴男:成人集団検診における口腔粘膜疾患診査の試み(第1報:診査方法の検討).日口外誌.1998:34:2394-2402.
14. Cole P, Morrison AS. : Basis issues in population screening for cancer. J Natl Cancer Inst. 1980:64:1263-1272.
15. 小村 健,戸塚靖則,柴原孝彦,大関 悟,長尾 徹,原田浩之:口腔癌検診のためのガイドライン作成.日歯医学会誌.2006:25:54-62.
16. 祖父江友孝:癌予防・検診の最前線―どのような検診をどのように受けるべきか―.がん医療の現在.2000:12:5-33.

第 2 章
口腔癌の臨床と病理

上皮細胞の異形成と口腔癌発生の
メカニズムと病理

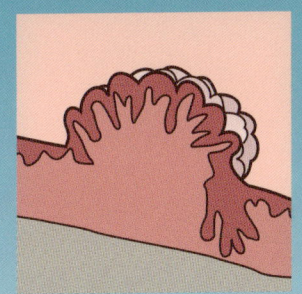

はじめに

　口の中は外である．胃の中も外である．ヒトの身体が外部環境に接している部分は，すべて上皮組織により覆われている．皮膚はもとより，食道や胃，腸，膀胱，気管，肺など外とつながっている部には必ず上皮が存在し，内部環境と区別されている．

　上皮にはその形態や機能から，扁平上皮，立方上皮，円柱上皮などに分類される．そのほか，上顎洞の多列線毛上皮や尿管の移行上皮というものも挙げられる．

　口腔も，同様に上皮により覆われた器官であり，その上皮の種類は重層扁平上皮である．内部には骨組織，筋組織，脂肪組織が存在することになる．

　腫瘍とは，病理学総論的に「身体の正常細胞が何らかの原因によりその性格を変えて，自立的に過剰増殖した細胞集団」と定義されているように，その多少にかかわらず個体に影響を及ぼしている．つまり，ヒトの身体の細胞が存在するほとんどすべての部位から腫瘍が発生する可能性が秘められている．

　腫瘍には「良性腫瘍」と「悪性腫瘍」があり，良性と言えども身体にとって決して良いものではなく，悪性に相対する用語にほかならない．良性腫瘍と悪性腫瘍の違いを表 2-1 に示す．また，良性腫瘍，悪性腫瘍とも上皮組織から発生するものと，上皮以外から発生するものとに分けられる．

　この中で，悪性腫瘍が上皮組織から発生したものを癌腫，非上皮組織から発生したものを肉腫と呼ぶが，口腔において発生する悪性腫瘍の大部分は癌腫で，扁平上皮癌が圧倒的な数を占めている．

表 2-1　良性腫瘍と悪性腫瘍の違い

	良性腫瘍	悪性腫瘍
発育速度	遅い	速い
境界	明瞭	不明瞭
癒着	ない	多い
潰瘍形成	ほとんどない	しばしばある
再発	まれ，あるいはない	多い
転移	ない	多い
出血	ない，あるいは少ない	多い
全身への影響	少ない	大きい
発育様式	膨張性	浸潤性

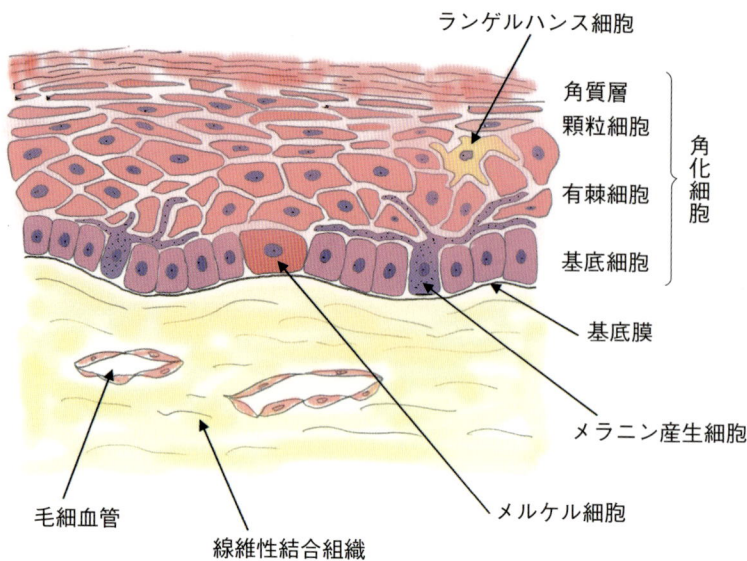

図 2-1　口腔粘膜の組織図.

Ⅰ．口腔粘膜上皮の構造

1. 口腔粘膜上皮

　一般的に，重層扁平上皮のターンオーバーの期間は，口腔粘膜で約 14 日間とされており，皮膚の約 28 日と比較しても，代謝が活発であることがうかがえる．

　重層扁平上皮は大きく分けて，下層から基底細胞層，有棘細胞層，顆粒細胞層，角質層の 4 層よりなるが，細胞分裂の場は基底細胞層で，「1 個が 2 個，2 個が 4 個……」と増える一方，基底細胞から有棘細胞へ，有棘細胞から顆粒細胞へ，顆粒細胞から角質へと分化する（図 2-1）．つまり，基底細胞は生まれたての赤ん坊，有棘細胞は幼児から青年，顆粒細胞は壮年，角質に変わったものは老人と言うことができ，上皮細胞も成長，発育するのである（図 2-1）．

　上皮と内部組織を区別するのは基底膜である．当然，基底膜よりも上皮細胞は外側に位置し，外側へ成長し，脱落する．しかし，この方向性が崩れ，基底膜を越えて身体の内部環境に向かって浸潤，増殖するようになったものが「癌」なのである．

2. 表皮内のそのほかの細胞

　表皮つまり上皮細胞が存在する部では，主体をなしている重層扁平上皮（角化細胞）に加え，メラニン産生細胞，メルケル細胞，ランゲルハンス細胞が存在する．

　メラニン産生細胞は基底層付近に存在してメラニンを産生し，細胞間あるいは角化細胞内に分泌し，主に生体内部を紫外線から保護する役割を担っている．

　メルケル細胞は圧触覚を受け持ち，ランゲルハンス細胞は免疫を担当している（図 2-1）．

Ⅱ．発癌のメカニズムは遺伝子の変異にあり

　一部の細胞を除き，身体の細胞はつねに新しいものと入れ代わり，代謝を営んでいる．口腔粘膜の上皮細胞も同じで，細胞分裂によって遺伝子的にまったく同じものがつくられる．

　しかし，数ある分裂した細胞のうち，そのいくつかはウィルスや化学物質，そのほかの因子により分裂する時に遺伝子が傷ついて，元の遺伝子とは異なった状態になってしまう．

　この変異した遺伝子を持つ細胞は身体のいたるところで発生しており，毎日 5,000 個前後はできていると言われている．

口腔癌の臨床と病理

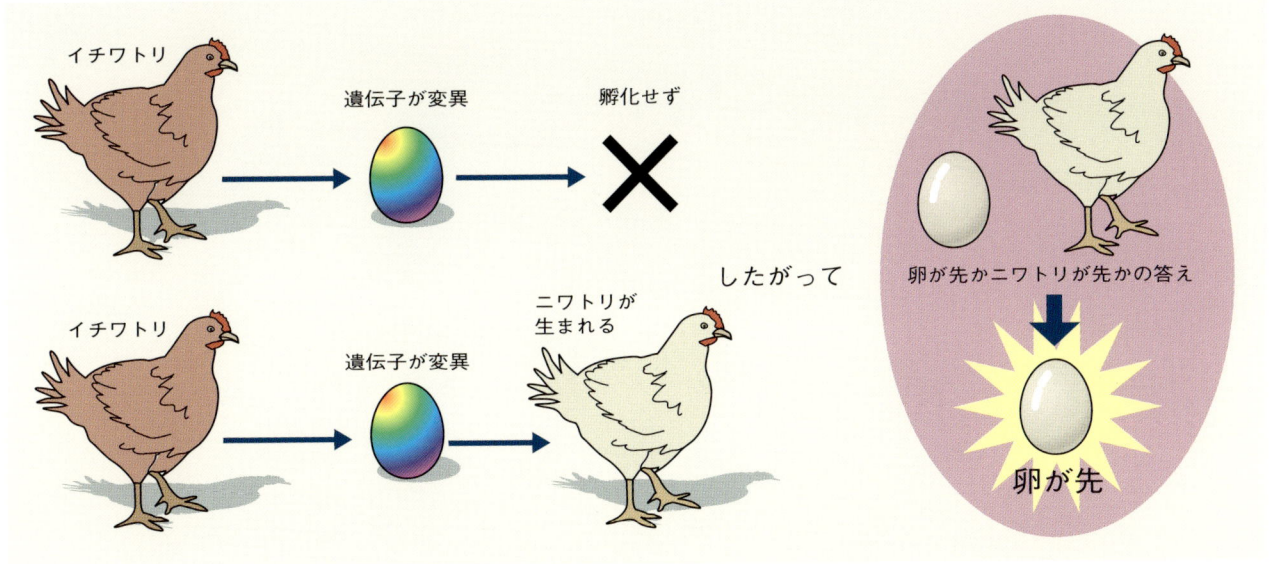

図2-2 ニワトリが先か，卵が先か．実は「卵」が先である．

1．卵が先かニワトリが先か

　生物はどこからやってきたのかは別問題とし，生物の発生や進化は遺伝子の突然変異によるとされている．

　通常，遺伝子が変異したものは正常に生まれてくることなく，流産や死産あるいは分裂せずにそのまま死を迎えるという結果に終わる．

　例えば，ニワトリが存在しない世界に「イチワトリ」という鳥がいたとしよう．イチワトリの卵は孵化するとイチワトリになる．そのイチワトリが生んだ卵はイチワトリになるが，あるイチワトリが生んだ卵は遺伝子が変異していた．しかし結果的に，この卵は孵化しなかった．

　一方，ほかのイチワトリが生んだ卵も遺伝子が変異していた．そして，この卵は細胞死プログラムの隙をぬって，偶然に偶然が重なって，孵化してしまった．これが「ニワトリ」なのである．

　このニワトリの親は当然イチワトリである．しかし，このニワトリが産んだ卵の遺伝子は，ニワトリの遺伝子を持ち，イチワトリとは異なった遺伝子となっている．つまり，卵が先かニワトリが先かという問いに対しては，「卵」が答えとなる（図2-2）．

2．変異遺伝子を有する細胞の処理

　細胞1つが2つ，2つが4つ，4つが8つと増えていく過程も「卵が先かニワトリが先か」の問いと同じように遺伝子の複製が必須である．

　細胞が分裂する時をM期と呼び，M期に至るまでにDNAの複製が起こる．M期の終わりからS期の間をG1期，S期の終了時点からM期までの間をG2期と呼ぶ．分裂期にない細胞はG0期と呼ばれ，静止状態にある．つまり，M→G1→S→G2→G0→M→G1→……という具合に分裂するのである．

　この細胞周期が進む過程で，DNAが複製されるS期の終わり頃は，とても重要な時期である．このような重要な時期に遺伝子が正確に複製されるかどうかをチェックする機構がある．これをS期チェックポイントと呼び，G1／Sチェックポイント，G2／Mチェックポイント，M期チェックポイントなども知られている．

　これは，分裂後の子細胞，さらには子孫に伝えるための生命にとって重要な役割を果たしている．通常，このチェックポイントに引っかかった細胞は変異した遺伝子を持つ細胞ということになる（図2-3）．

　このように傷ついた遺伝子を持つ細胞は通常，そのまま死を迎えるか（プログラム細胞死，アポトーシス），ある種のリンパ球（NK細胞）が処理する．

31

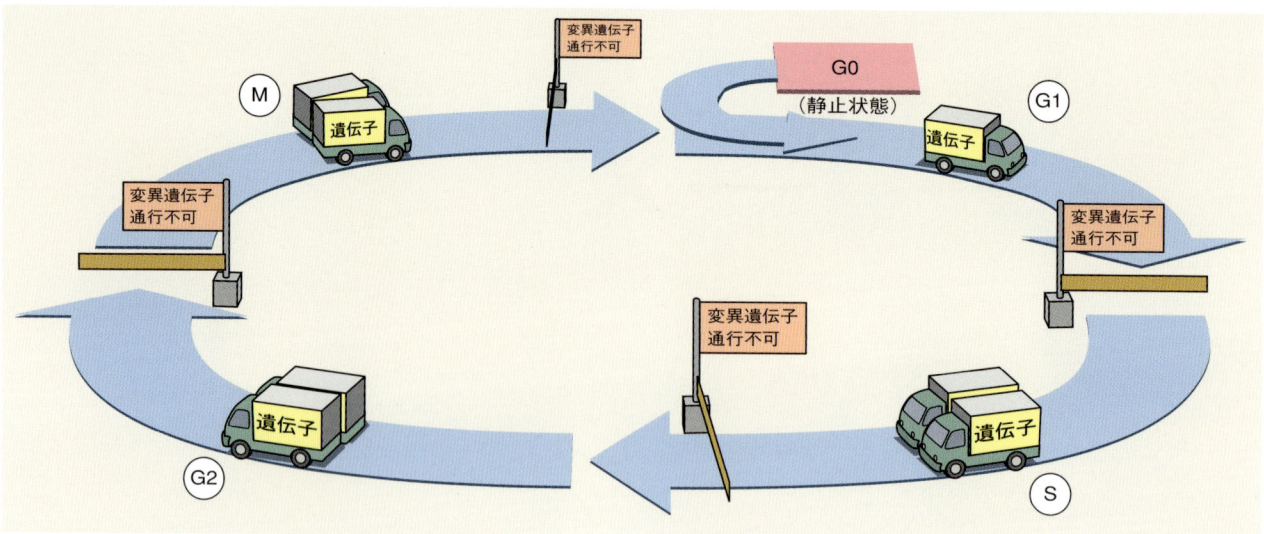

図2-3 細胞の分裂周期での遺伝子チェック

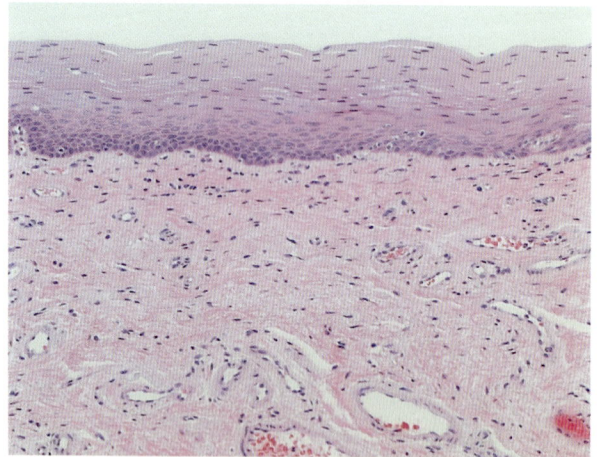

図2-4a 正常な口腔粘膜上皮.

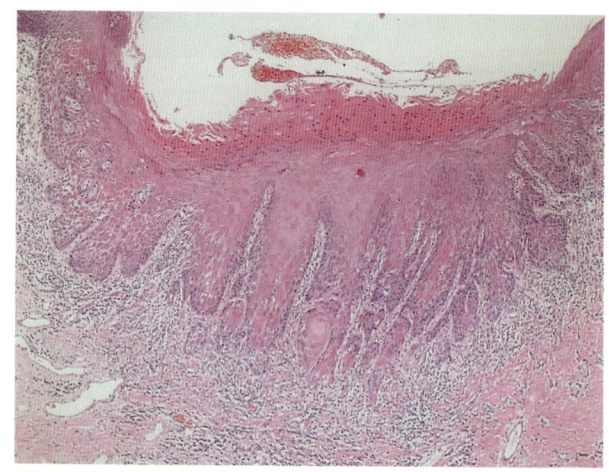

図2-4b 扁平上皮癌.

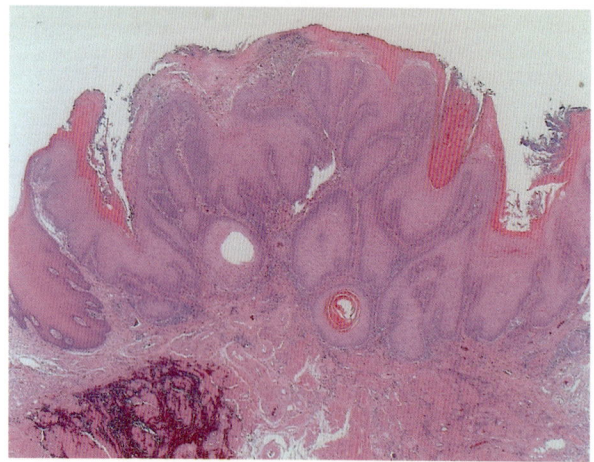

図2-4c 扁平上皮癌（疣贅癌）.

しかし，アポトーシスあるいはNK細胞の処理よりも勝って自立的にかつ非可逆的に増殖したものが腫瘍と言うことになる．

義歯や修復物の鋭縁などによる慢性的な刺激や創傷の繰り返しは，生体防御により細胞の分裂スピードが速くなる．これは変異遺伝子が生ずる頻度が高くなることにより，腫瘍発生の確率を増すのである．

Ⅲ．口腔癌の臨床像と病理をよく知ろう

1．口腔癌とは

口腔癌は主に口腔に存在する細胞，組織から発生する悪性腫瘍を指す．口腔癌には口腔粘膜上皮から発生する扁平上皮癌をはじめ，唾液腺組織から発生する粘表皮癌，腺様嚢胞癌，腺房細胞癌などがある．

またほかに，上皮以外の組織からも悪性腫瘍が発生する．骨組織から発生する骨肉腫や血管内皮細胞由来の血管肉腫など多種多様の悪性腫瘍が発生する．

口腔癌の臨床と病理

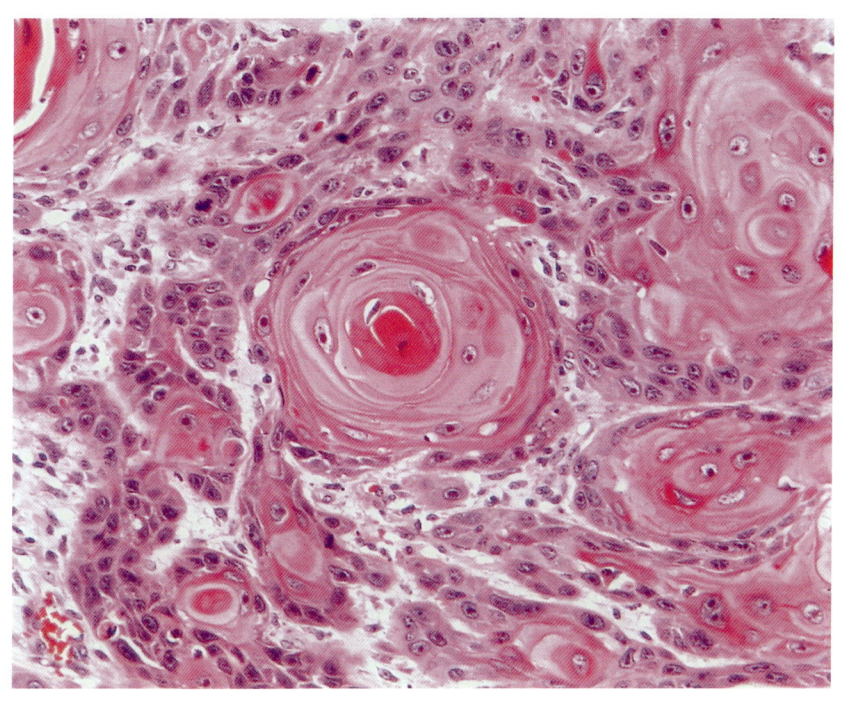

図 2-5　癌真珠.

　喫煙や飲食，寿命の延長さらには補綴物の鋭縁による慢性的な刺激などの要因からか，この中でも扁平上皮癌の発生がきわめて多い．これらについての生活習慣の指導や刺激物の除去を行うことも口腔癌検診の目的でもある．

2. 扁平上皮癌はどんな癌か

　通常，口腔粘膜上皮は基底膜よりも外側に位置する．つまり，外部環境と内部環境を隔てている構造物なのである（図2-4a）．

　しかし，遺伝子変異した口腔粘膜上皮細胞が増殖し，基底膜を越えて深部（生体内部）へ向かって増殖するものを扁平上皮癌と言う（図2-4b）．

　また，特殊なものとして，内部への浸潤増殖が，ほとんど見られず外方への増殖が特徴的な扁平上皮癌があり，これを疣贅癌と言う（図2-4c）．この疣贅癌の予後は比較的良いとされている．

　これら，扁平上皮癌細胞のもとは扁平上皮細胞であるため，正常な角化細胞と同様，角化する性格を持っている．しばしば浸潤した腫瘍塊にも角化が見られ，これを角質球（癌真珠）という（図2-5）．

　このように角化という性質を持つものは，正常細胞の性格を有していることから高分化型（低悪性）と呼び，角化を示さないものを低分化型（高悪性）と呼んでいる．

3. 見て診断できる口腔の扁平上皮癌

　口腔癌は，ほとんどの場合肉眼で直視可能であり，一見，早期発見に有利な条件下にあると考えられがちである．しかし，現実には必ずしも早期発見，早期治療が行われているとは限らない．

　その原因として，口腔癌の初期症状の肉眼的臨床像は，しばしば良性の粘膜疾患の病像ときわめて類似した様相であること，さらに同一組織であっても，部位や病期により肉眼的臨床像は異なり，多種多様となるためである．

　そのため速やかに正しい臨床診断を得ることは容易ではない．そこで次に口腔にできる扁平上皮癌の臨床視診型，発生頻度，好発部位，症状について解説したい．

a. 臨床視診型

　口腔癌のうち，80〜90％が扁平上皮癌である．臨床所見について，主訴および現病歴，症状持続期間，

33

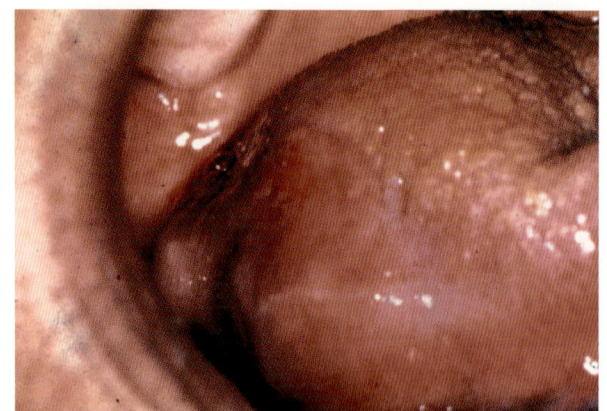
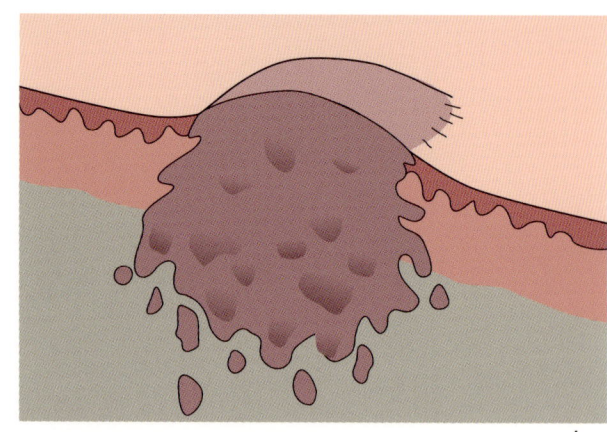

図2-6a, b 膨隆型.

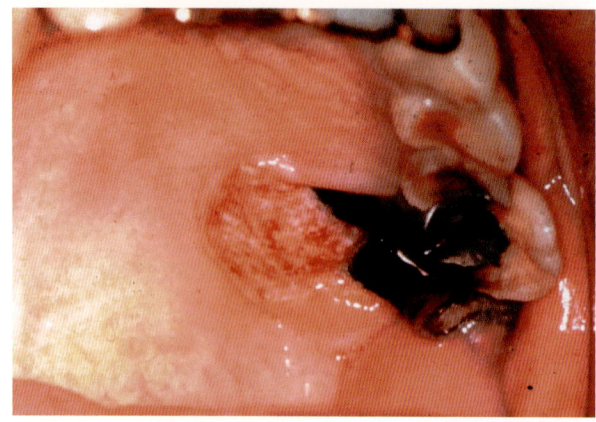
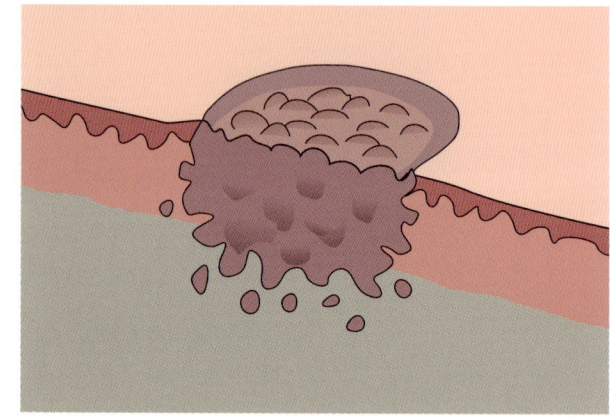

図2-7a, b 潰瘍型.

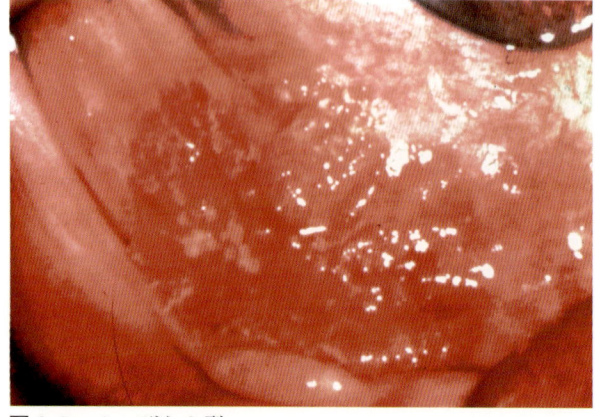
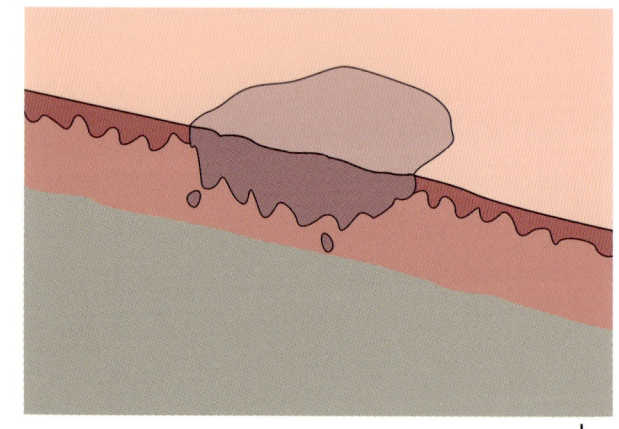

図2-8a, b びらん型.

局所病巣の視診，触診所見，腫瘍の平面的，立体的広がり，潰瘍の有無，表面の性状，色調，硬さ，正常組織への移行状態などの肉眼的所見の特徴より，口腔扁平上皮癌は内向型と外向型の2つに分けられる．

内向型はさらに膨隆型，潰瘍型，びらん型，外向型はさらに肉芽型，白板型，乳頭型の6型に分類される．

①膨隆型（図2-6a, b）

半球状の隆起で，表面は肉芽状，顆粒状をなしている．隆起部は深部硬結を触知し，深部進展巣に相当する．周囲に上皮内進展巣を併存することが多い．

口腔癌の臨床と病理

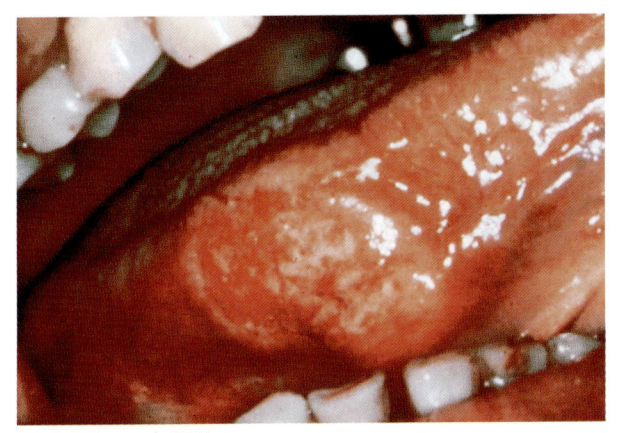

図2-9a, b　肉芽型.

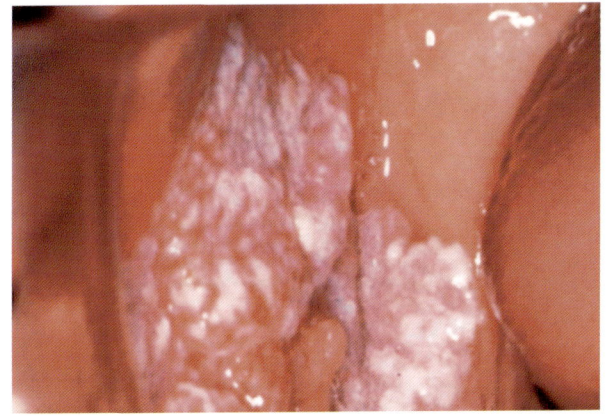

図2-10a, b　白板型.

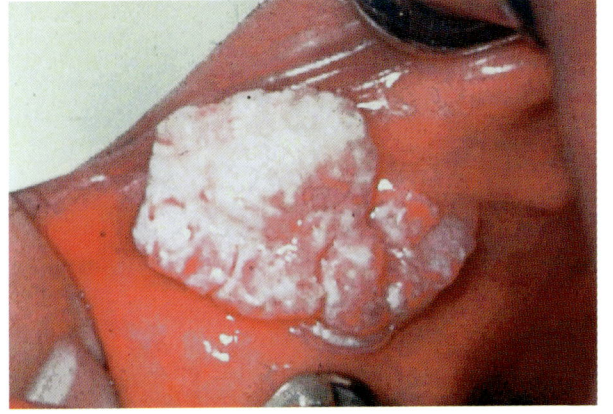

図2-11a, b　乳頭型.

②潰瘍型（図2-7a, b）
　不整な陥没を示し，周囲はしばしば隆起している．潰瘍と周囲の隆起は深部硬結を示し，外観としては粘膜に境界がはっきりしない潰瘍を示す．

③びらん型（図2-8a, b）
　紅色または黄色のびらんと，周囲の白斑からなる．びらん部は硬結を示し，周辺の白斑は表在性進展のことが多い．

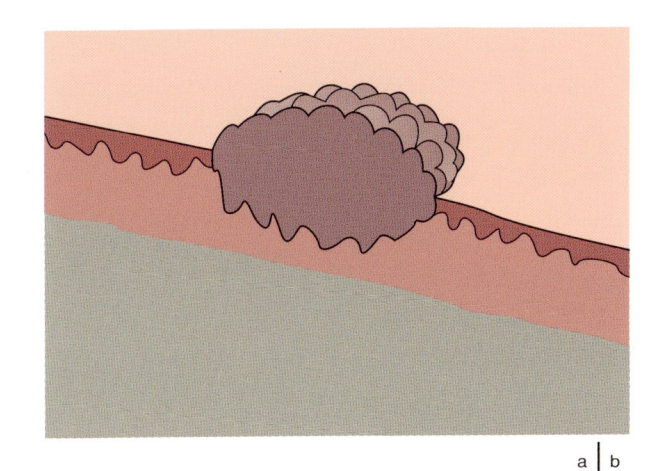

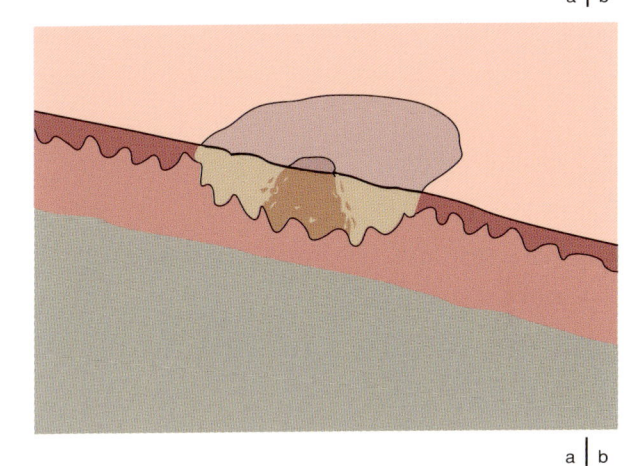

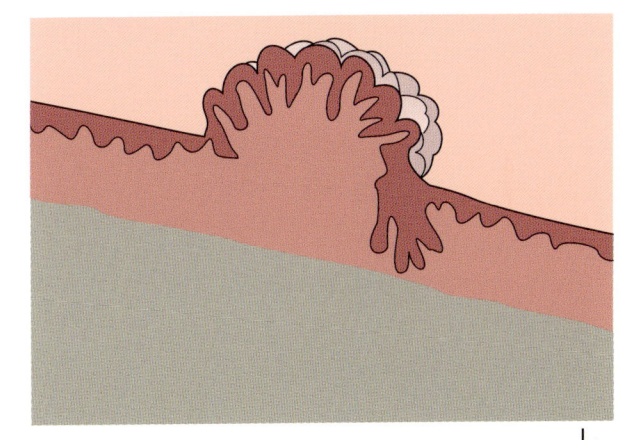

④肉芽型（図2-9a, b）
　粘膜面にぶつぶつした肉芽様の小顆粒が密集し，一見，腫瘍自体は表面へ露呈しているもので，進行例では隆起を伴う．

35

⑤白板型(図2-10a, b)

　周囲よりわずかに隆起した白板や角化組織の集束を呈するもので，表面は乾燥し，中心部あるいは辺縁部に潰瘍やびらんを伴う．

⑥乳頭型(図2-11a, b)

　疣状あるいはひだ状，または小顆粒の密集した型で，明らかに周囲粘膜より隆起し，表面は白色で，硬く，一見，乳頭腫に類似した外観を呈する．

　臨床視診型では，膨隆型がもっとも多く，口腔扁平上皮癌の全体の約30％を占める．次いで，潰瘍型と肉芽型が約20％ずつを占める順となっている．

b. 発生部位によって臨床像も変化する

①舌癌
- 舌癌は口腔癌の約30％を占め，口腔癌の中でもっとも多いものである．
- 舌縁あるいは舌下面に好発し，舌背や舌尖はまれである．
- 進展すると口底や舌根部に広がり，癒着や舌運動障害，咀嚼障害，嚥下障害，構音障害，開口障害，さらに咽頭部へ進展すると呼吸困難をきたす．

②下顎歯肉癌
- 下顎歯肉癌は口腔癌の約20％を占め，舌癌の次に多い．
- 義歯不適合あるいは歯肉の腫脹や潰瘍形成，歯の動揺などにより自覚されることが多い．
- 歯周疾患や口内炎などの診断のもとに，抜歯や消炎術，漫然とした義歯調整などの誤った治療がしばしば行われることもある．
- 腫瘍は骨膜に沿って浸潤するため，比較的早期に下顎骨の骨破壊吸収をきたしやすい．浸潤の特徴としては圧迫型(pressure type)，浸潤型(invasive type)，虫喰い型(moth-eaten type)の3型に分類されている．

③頰粘膜癌
- 頰粘膜癌は日本では約18％で比較的少ないが，インドでは約50％でもっとも多い．理由としてはビンロウジュや嚙みタバコが発癌の主要な因子と考えられている．
- 大臼歯部に相当する頰粘膜面から臼後部に好発する．
- 大部分が高分化型で白板症を伴うことも多い．

④口底癌
- 口底癌の発生頻度は約12％で比較的少ないが，口底部に潰瘍と硬結を伴う腫瘤形成を自覚する場合が多い．
- 顎下腺開口部あるいは腺管に浸潤し，唾液の流出障害や顎下腺の腫脹を伴うこともある．
- 舌，歯肉，下顎骨に近接しているため，比較的早期に舌，歯肉に進展したり，顎骨骨膜に癒着したり，底部を形成する舌骨上筋群へ浸潤しやすい．
- 摂食時，会話時の疼痛，違和感が著明で義歯不適合も生じやすい．

⑤上顎癌(上顎歯肉癌，上顎洞性癌)
- 上顎癌は歯肉から発生する上顎歯肉癌と上顎洞粘膜を原発とした上顎洞性癌とがあり，頻度は約9％で比較的少ない．
- 上顎歯肉癌の自覚症状は腫脹，潰瘍，疼痛などであるが，歯痛は少ない．進展すると頰粘膜や口蓋粘膜，さらには鼻腔や上顎洞底を浸潤，破壊する．
- 上顎洞性癌の自覚症状は，鼻閉，鼻漏，鼻出血などの鼻症状ならびに歯痛，歯の動揺，口蓋の腫脹などの口腔症状と頰部の腫脹が主なものである．眼窩内に進展すれば眼球突出，複視や視力障害を生じる．

⑥硬口蓋癌
- 硬口蓋癌の発生頻度は約2％と少ない．発現部位は一般に硬口蓋の歯肉寄りであるが，進展したものでは正中線を越えたり，軟口蓋，歯肉あるいは口蓋骨の吸収，破壊をきたす．
- 自覚症状は，口蓋部の腫脹が主で，次いで潰瘍，疼痛を生じる．

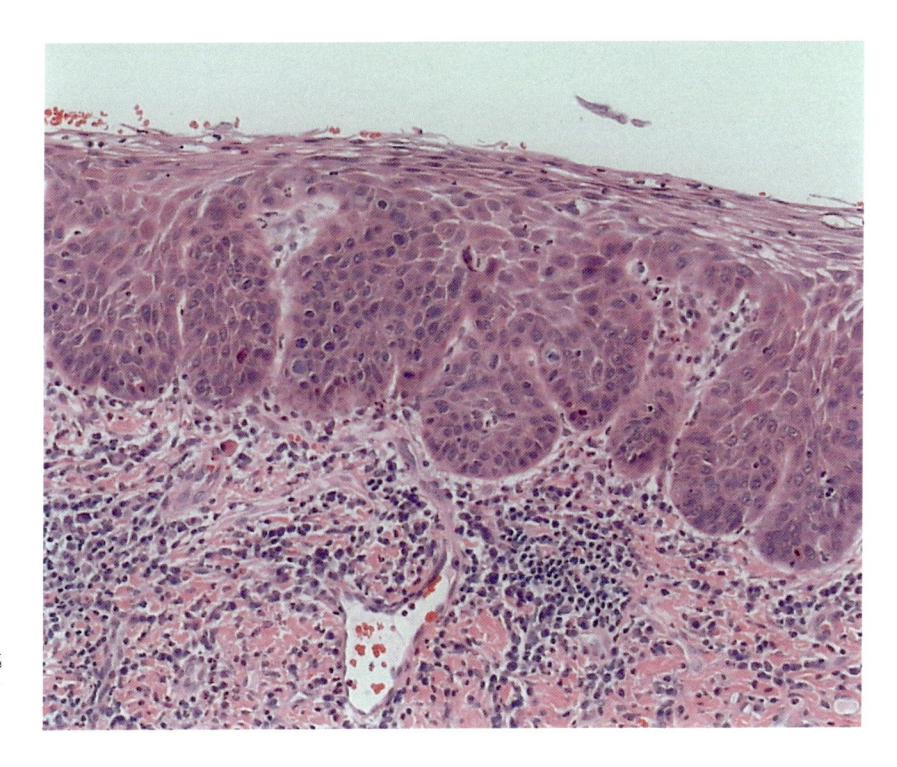

図2-12 上皮内癌．上皮全層にわたって異型細胞が観察されるが，基底膜を越えての浸潤は見られない．間質にはリンパ球浸潤が著明である．

⑦口唇癌
- 口唇癌の発生頻度は約1％で口腔癌の中ではもっとも少ない．
- 下唇に好発し，比較的早期から潰瘍と腫脹を生じる．

IV. 上皮異形成と前癌病変とはどんなものか

　上皮層内の細胞が顕微鏡的に異型性（細胞の大小不同や核/細胞質比の増加，核クロマチンの濃染，核小体腫大など）を呈するが，基底膜を越えて浸潤していないものを上皮異形成あるいは上皮内癌と言う．

　また，前癌病変とは「正常なものに比べて明らかに癌が発生しやすい形態学的な変化を伴った組織」とWHOで定義され，口腔粘膜では白板症と紅板症がこれに相当する．

1. 上皮異形成（軽度，中程度，高度）と上皮内癌

　上皮異形成のうち，一般的にこの異型細胞が基底側1/3にとどまっている場合を軽度上皮異形成，2/3を中程度上皮異形成，表層一層にのみ正常な細胞が見られるものを高度上皮異形成と言い，全層にわたって異型細胞に置換している場合を上皮内癌と呼ぶ（図2-12）．

　しかし，これは子宮頸部癌での基準であり，口腔の場合には全層にわたる異型細胞への置換の前に浸潤癌に発展することが多数あることは，もっとも注意を要する点である．

　上皮異形成では程度によって経過を観察するが，臨床的に癌化の傾向があれば，直ちに切除する．上皮内癌はもちろん切除術が適応となる．

　この段階での手術では，いずれも深層に及ぶ切除とはならないので，術後の障害は少ないことがほとんどである．癌検診では，この段階での病変を見つけ出すことがもっとも望ましい．

2. 白板症

　WHOで，臨床的ならびに組織学的にほかの疾患に分類されない白斑または白板を白板症と定義している．

　男女比は約2倍前後と男性に多く，20～80歳代

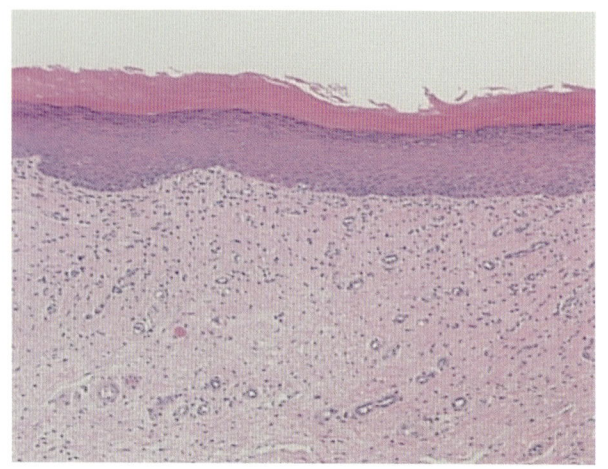

図2-13a, b　a：白板症の組織像．b：口腔内所見．

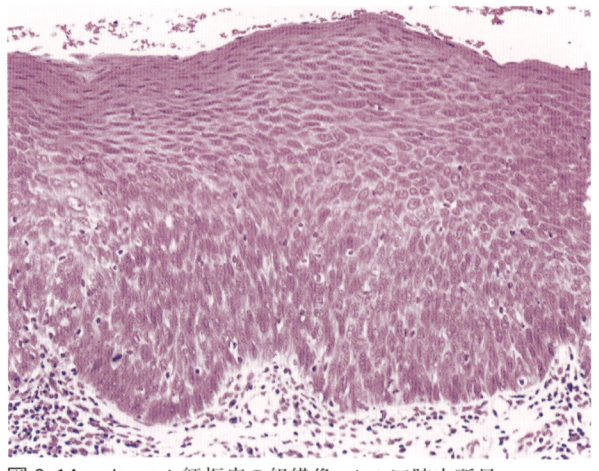

図2-14a, b　a：紅板症の組織像．b：口腔内所見．

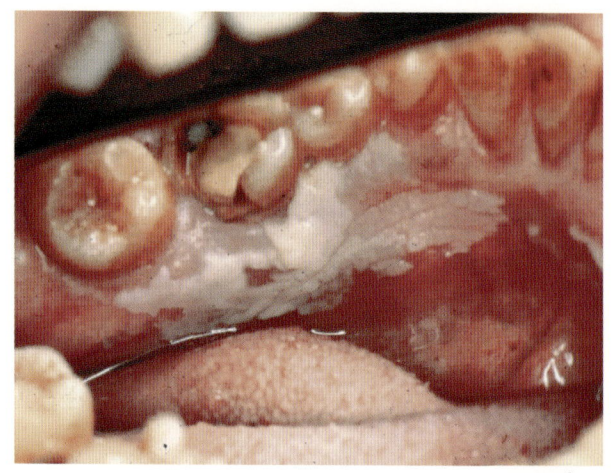

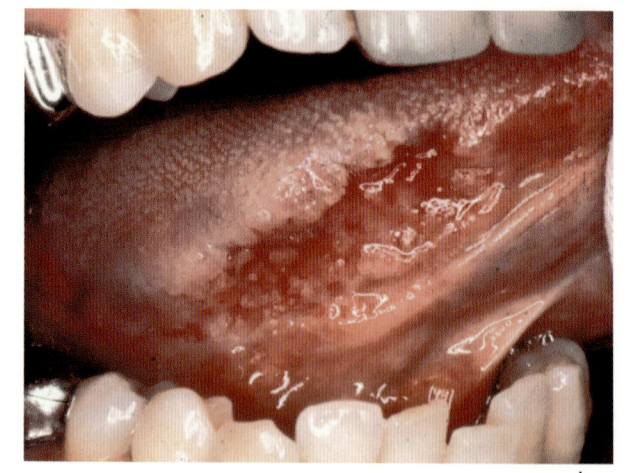

までに広く分布し，50〜60歳代に好発する．日本人では扁平上皮癌への移行は5％程度であると言われている．

組織学的には角質層の肥厚あるいは棘細胞層の肥厚といった像が認められ，細胞異型はごくわずかである（図2-13a，b）．白板症は臨床的な診断名で，病理組織学的には過角化症や上皮肥厚症などの診断名が妥当である．

●鑑別診断

扁平上皮癌，扁平苔癬，口腔カンジダ症．

●治療

喫煙などの口腔癌のリスクファクターを除去したうえで経過観察を行う．白板の肥厚や範囲の拡大，白板中のびらんの出現などといった変化があれば，直ちに生検を行い癌への移行を確認すべきである．病変が小さければ全切除生検を行う．

3．紅板症

WHOで，臨床的ならびに組織学的にほかの疾患に分類されない紅斑を紅板症と定義している．

男女差は認められておらず，50〜70歳代に多く，50歳以上が80％を占めている．

紅板症は約50％が扁平上皮癌に移行するとされている．組織学的には種々の程度の上皮異形成あるいは上皮内癌であることが多い（図2-14a，b）．

口腔癌の臨床と病理

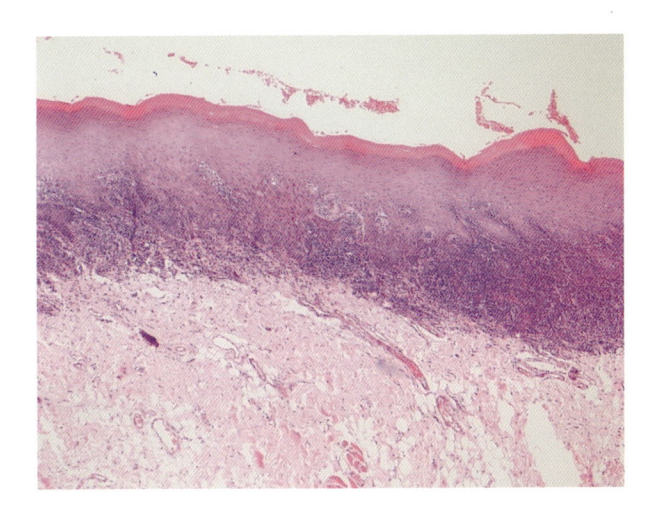

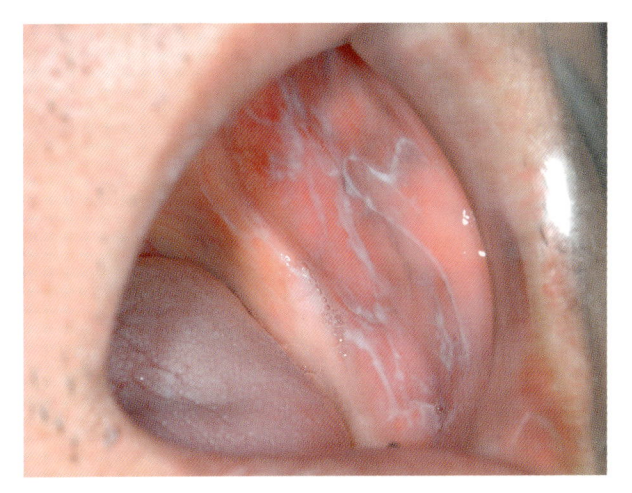

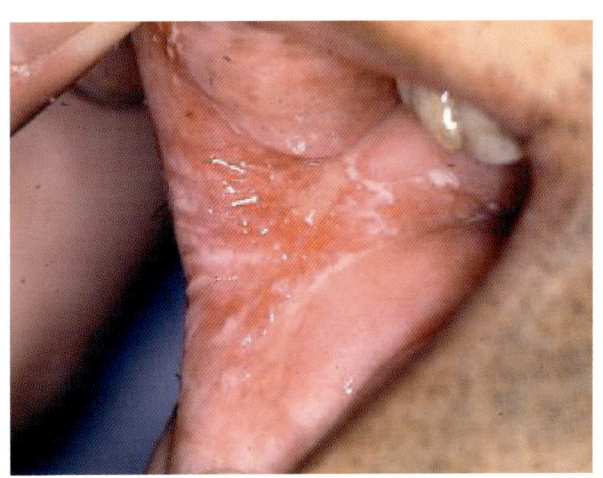

図2-15a〜c　a：扁平苔癬の組織像．b，c：口腔内所見．

●鑑別診断

扁平上皮癌，扁平苔癬．

●治療

癌化する頻度が高いため一般的には切除を行う．放射線治療も有効であるという報告もあるが，照射後の十分な経過観察が必要である．

V．ほかにも知っておかなくてはいけない粘膜疾患

1．扁平苔癬

角化異常を主体とする炎症性疾患であり皮膚，粘膜に症状を呈する．口腔粘膜においては特に頰粘膜から歯肉頰移行部に好発し，40〜50歳代に多く，やや女性に多いと言われている．

臨床像は粘膜の角化異常に伴う線条(ウィッカム線条)の不規則な配列(レース状・網目状)と線条周囲・間のびらん，潰瘍が見られる．

自発痛に乏しいものもあるが，びらん潰瘍部の刺激痛(接触や酸味痛など)，刺激による出血を伴うことが多い．

原因は特定されておらず，歯科金属のアレルギーや不良刺激が原因になり得ること，また扁平苔癬の患者がC型肝炎に罹患していることが多いという報告もある．

組織学的には上皮直下における，T細胞を主体とした帯状のリンパ球浸潤であり，時に上皮脚は鋸歯状を呈する(図2-15a〜c)．

本病変は角化異常とリンパ球浸潤を認めることから細胞性免疫が関与する炎症性疾患と言われている．

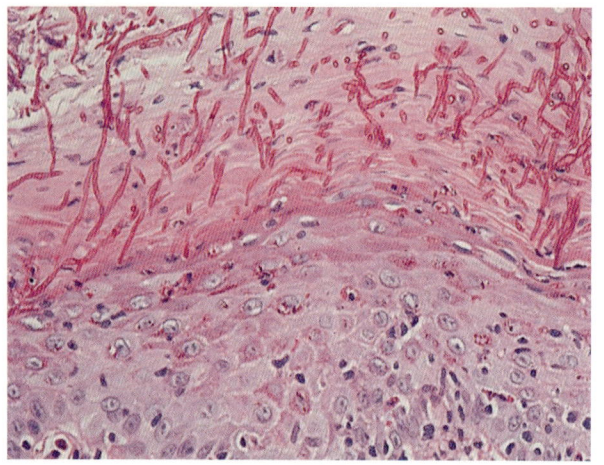

図2-16a, b　a：カンジダ症の組織像．b：口腔内所見．

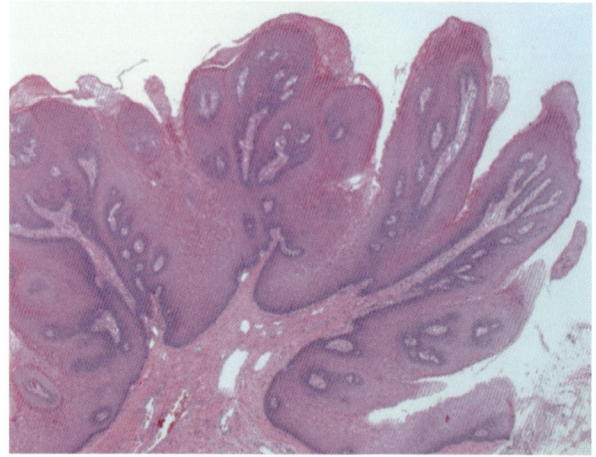

図2-17a, b　a：乳頭腫の組織像．b：口腔内所見．

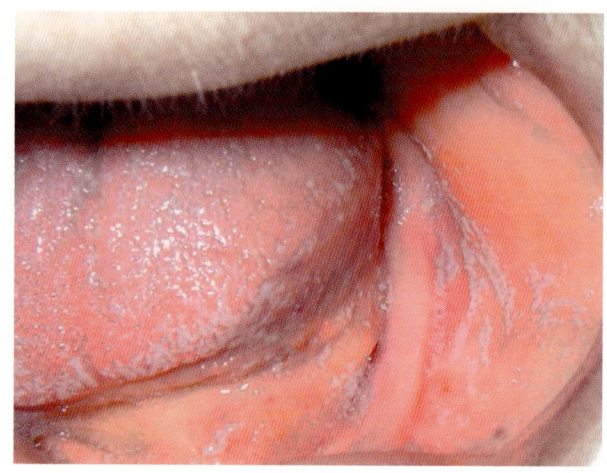

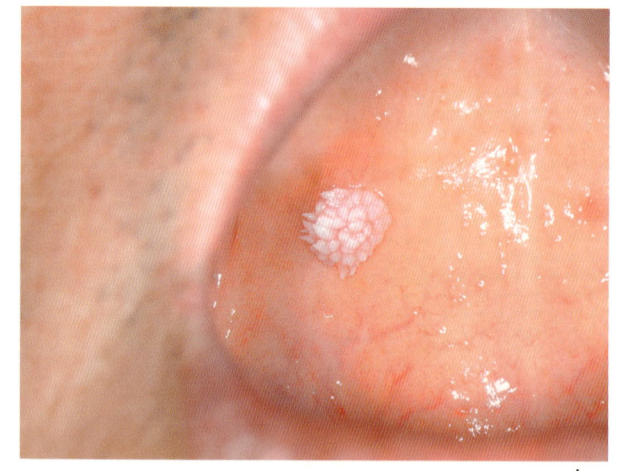

●鑑別診断
　エリテマトーデス，口腔癌，天疱瘡．

●治療
　原因の同定が可能なものに対しては，その対応を行う（不良補綴物の除去，アレルゲンの除去）．また，ストレス性を疑う場合，ストレスの緩和（抗不安薬の投与）が行われる．

　局所への対応として，びらん面には副腎皮質ステロイド薬の使用（塗布，内服）がよく行われる．しかし，角化に対するビタミンA剤（エトレチネート）の投与は催奇形性から日常生活の制限が多く，副作用の発症率が高いことから，最近ほとんど使用されない．

　一般にいずれの治療も効果に乏しく経過が長くなる点は説明が必要であろう．

2．カンジダ症

　口腔内常在菌である *Candida albicans* の増殖による疾患で，頬粘膜，口蓋，舌に好発する．悪性腫瘍や血液疾患，免疫不全症，糖尿病など基礎疾患の存在下に発症することが多いが，基礎疾患のない乳幼児や老人，妊婦などにおいて抵抗力が低下した状況で見られる．

　また，抗菌剤によって口腔内常在菌のバランスが崩れる菌交代現象としても発症する．具体的には，抗菌薬の長期投与患者，口腔癌患者，衛生的な口腔状態が確保できない患者，HIV罹患者などである．

　組織学的には表皮表面にヘマトキシリンに好染す

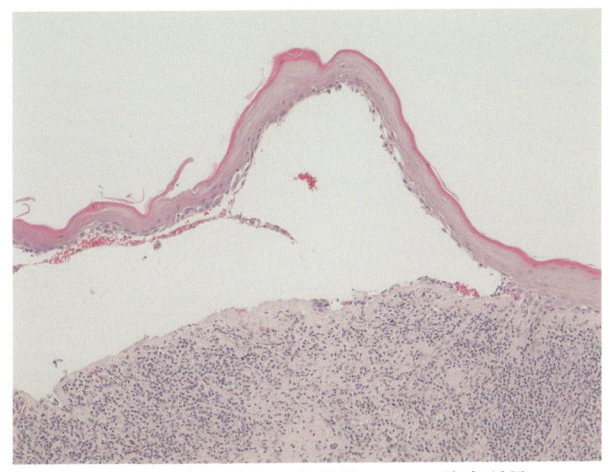

図2-18a，b　a：類天疱瘡の組織像．b：口腔内所見．

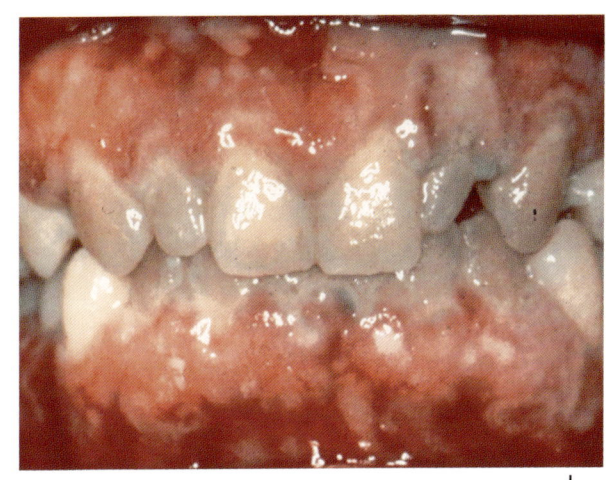

るカンジダが多量に認められ，上皮下の結合組織に炎症性細胞の浸潤が認められる（図2-16a，b）．
●鑑別診断
　口腔癌（白斑型），扁平上皮癌，白板症，扁平苔癬，ニコチン性口内炎，黒毛舌，乳頭腫，アフタ性口内炎．
●治療
　抗真菌剤の投与あるいは含嗽．要因ならびに口腔衛生状態の改善が必要である．

3．乳頭腫

　慢性刺激などにより口腔粘膜の被覆上皮である重層扁平上皮が，基底膜を越えずに過剰増殖した良性腫瘍である．増殖の場は限局し，一般に有茎性もしくは広基性の外向性発育をとり，表面は顆粒状ないしはカリフラワー状を呈する．
　弾性の低いものでは圧平され周囲粘膜と移行的になっているものもある．
　良性腫瘍のため，発生母組織の性格をほとんど残し，基底細胞，棘細胞，顆粒細胞，角質層の配列は維持されている（図2-17a，b）．
●鑑別診断
　乳頭状過形成（乳頭腫症），乳頭型口腔癌（扁平上皮癌）．

●治療
　外科的切除．

4．尋常性天疱瘡と類天疱瘡

　尋常性天疱瘡と類天疱瘡は水疱を形成する疾患で，前者は上皮細胞の細胞間結合（デスモゾーム結合）を担っているタンパクに対する自己抗体による剥離から水疱が形成され（表皮内水疱），内部に上皮細胞が浮遊している（チャンク細胞）．
　後者は基底膜が破壊される疾患で，表皮直下に水疱が形成される（図2-18a，b）．
●鑑別診断
　急性壊死性潰瘍性歯周炎，多形滲出性紅斑．
●治療
　ステロイド剤の投与と二次感染予防を目的とした抗菌薬の投与を行う．また，免疫能回復のため安静と補液・栄養補給を行う．

5．線維腫

　線維腫（図2-19a，b）は上皮下の線維性結合組織内にある線維芽細胞の過剰増殖からなる良性腫瘍で，反応性増生を主体とする線維性ポリープ（図2-19c）との鑑別が難しい．
　前者は良性腫瘍であるため，限局した増殖と周囲

第2章

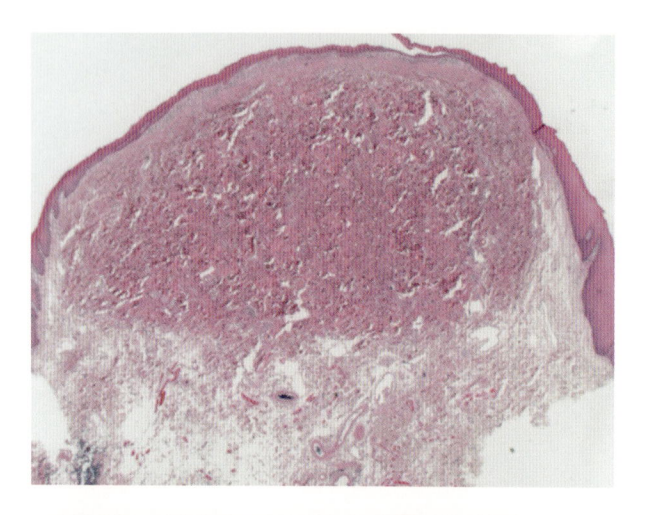

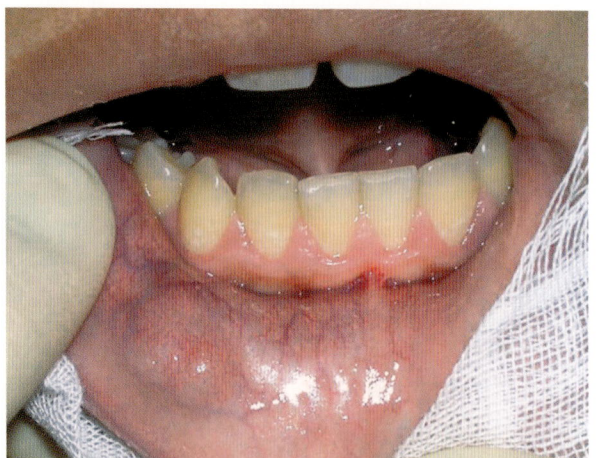

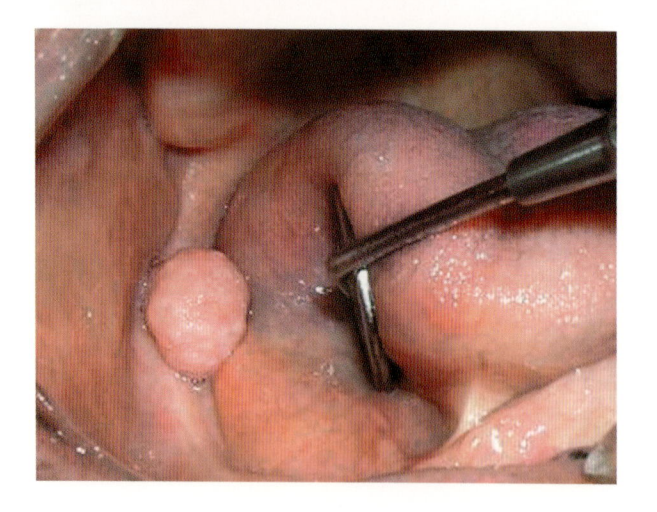

図 2-19a　線維腫の組織像.

図 2-19b　線維腫の口腔内所見.

図 2-19c　線維性ポリープ.

組織の圧迫が見られ，直上の上皮組織は圧迫されているのが特徴である．

●鑑別診断

　脂肪腫，線維性ポリープ．

●治療

　外科的切除．

6. メラニン沈着症

　メラニン沈着症は表皮内に存在するメラニン産生

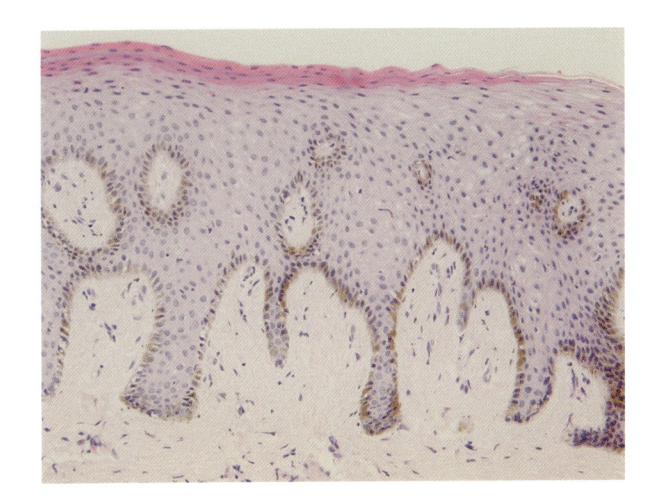

図 2-20a　メラニン沈着症の組織像.

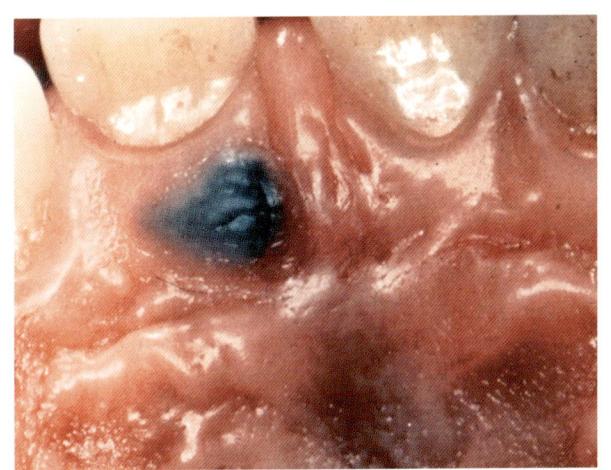

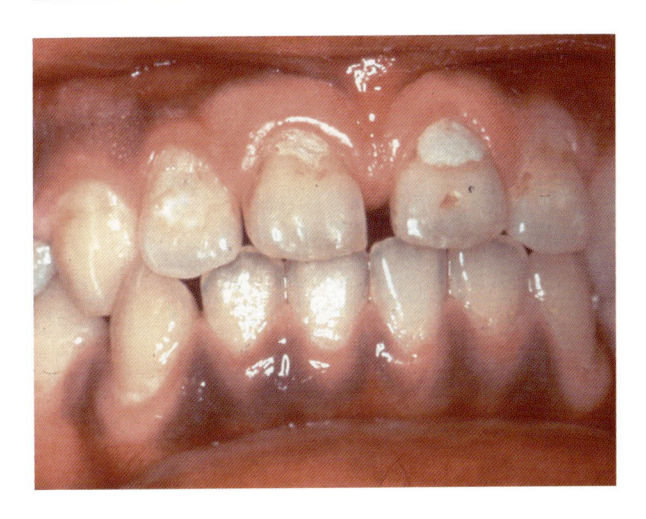

図 2-20b, c　メラニン沈着症の口腔内所見.

細胞の過剰なメラニン色素の分泌による．分泌されたメラニン色素は基底細胞により取り込まれるか，上皮下の結合組織内の細胞に取り込まれる（図2-20a〜c）．

●鑑別診断
　悪性黒色腫，外来性色素沈着．
●治療
　特に必要ないが，口唇粘膜や前歯部の歯肉で審美的に問題がある時は，切除やレーザーによる焼灼を

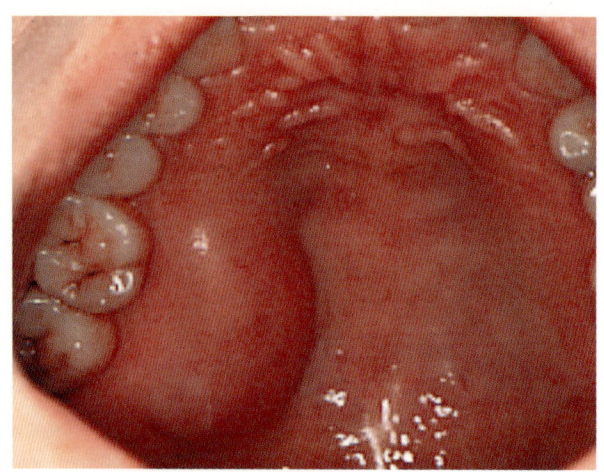

図 2-21　多形性腺腫の口腔内所見.

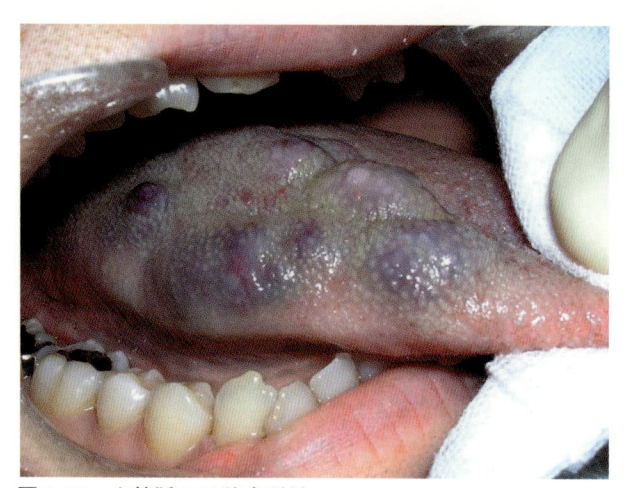

図 2-22　血管腫の口腔内所見.

行う．

7. そのほかの良性腫瘍

そのほかに口腔内に発生する良性腫瘍には，前述の線維性ポリープやエプーリス，唾液腺から発生する多形性腺腫（図 2-21）やワーチン腫瘍など，歯原性組織から発生するエナメル上皮腫や角化囊胞性歯原性腫瘍などの上皮性腫瘍および間葉系組織から発生する血管腫（図 2-22），脂肪腫，骨腫などが挙げられる．

参考文献

1. 宮崎　正，松矢篤三，白砂兼三ほか：口腔外科学．第2版．東京：医歯薬出版．2002．
2. 野間弘康，瀬戸皖一ほか：標準口腔外科学．第3版．東京：医学書院．2004．
3. 道　健一，野間弘康，工藤逸郎，内田　稔ほか：口腔顎顔面外科学．各論．東京：医歯薬出版．2000．
4. 清水正嗣，小浜源郁ほか：口腔癌．診断と治療．東京：デンタルダイヤモンド社．1993．

第3章
今日の口腔癌の治療

現在，口腔癌の治療はどのように行われているのだろうか

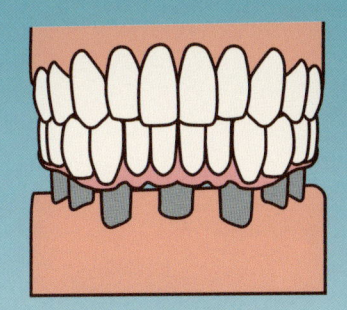

はじめに

口腔癌の診断と治療の技術は，1980年以降目覚しく進歩した．診断では，病変を浸潤様式や癌関連抗原による免疫組織化学的染色により分類して，治療方針を決定する形態学的アプローチから，分子生物学的にその遺伝子を解析し，抗癌剤や放射線治療の感受性・転移の可能性まで個々の癌の特性を診断して，従前のパターン化された治療からオーダーメイド治療に変化しつつある．

治療の面においても，コンピュータ技術を駆使した三次元的画像診断により機能の温存あるいは再建に重要な情報が容易に得られるようなった．

頸部郭清術は転移先の指標となるいわゆるセンチネルリンパ節を術中に診断することで，転移経路を的確に診断して，適切な郭清範囲を規定することが可能になってきた．

抗癌剤による治療も副作用が出やすい静脈からの全身投与から，腫瘍部分の抗癌剤の濃度を集中的に上げることが可能な支配動脈からの超選択的動脈投与に変化しつつある．

また放射線治療も重粒子線の登場で，今まで放射線感受性が低かった悪性黒色腫や唾液腺の悪性腫瘍の制御も可能になりつつある．しかしながら，食べる・話すという人にとっての重要な機能を果たし，五感の集中する口腔領域に治療の手が加われば，少なからず患者にとっては不便が生じるのが現実である．

ここでは，口腔癌の治療の流れを知っていただき早期発見・早期治療がいかに患者のQOLに影響するかを解説したい．

I．口腔癌患者への対応

1．初診時に口腔癌が疑われたら

口腔癌を放置すると局所での病変の増大，頸部リンパ節への転移や肺など遠隔組織への転移など治療は困難となる．口腔癌の全身への波及は図3-1に示す2系統がある．

一方は局所病変の増大に伴って，病変が血管周囲に広がり，その後直接血管内に病変が浸潤して，血流を介して全身に播種される（血行性転移）．もう一方はリンパ流に乗って患側，場合によっては健側のリンパ節に転移してゆく（リンパ行性転移）．

このリンパ流が頸部下方の鎖骨下静脈に流入しているため，ここから全身に至る．口腔癌の治療は病変の広がりによって大きく異なるため，初診時にTNM分類（第1章表1〜3を参照）を行い，原発巣の広がり（T），所属リンパ節への転移（N），遠隔転移（M）を検索して，病変の進展を見極めることが肝要

第3章

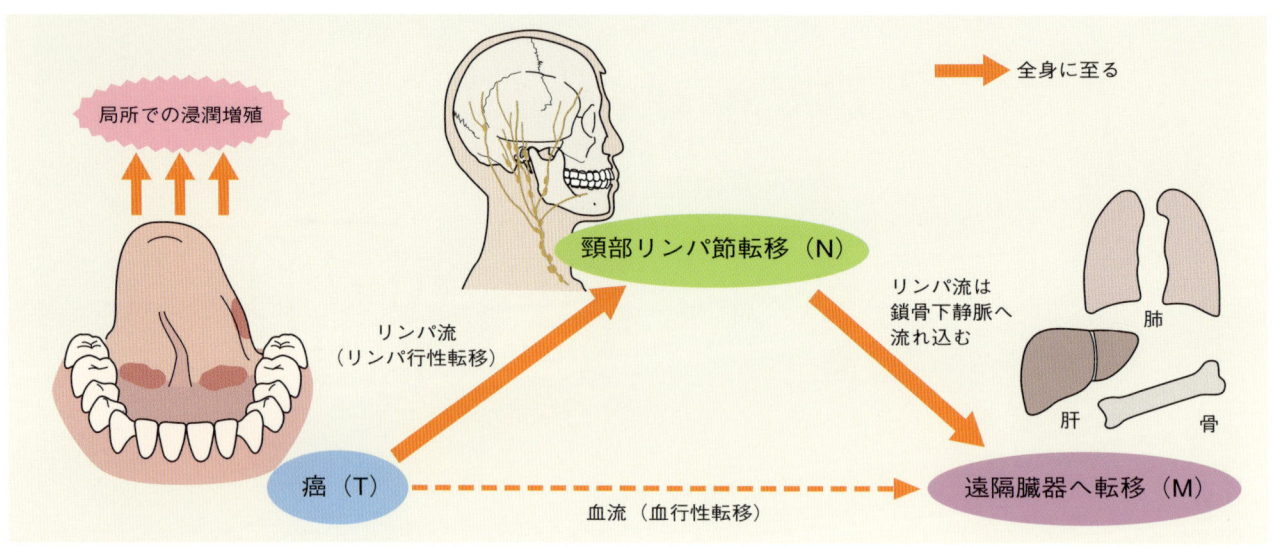

図 3-1 口腔癌の進展.

表 3-1 初診時にチェアーサイドで行うこと

1. 問診	いつから症状が発現したか 病変に対する刺激の有無 大きさの変化 痛みや知覚障害などの症状 家族歴，家族性素因の有無
2. 視診	臨床視診型（第2章図2-6a〜11b参照） 色素検査法（ヨード染色法，トルイジン・ブルー生体染色法・第4章VI項参照）
3. 触診	原発巣の大きさ，進達度 易出血性の有無 周囲の硬結の有無，範囲 転移を疑うリンパ節の大きさ，硬さ

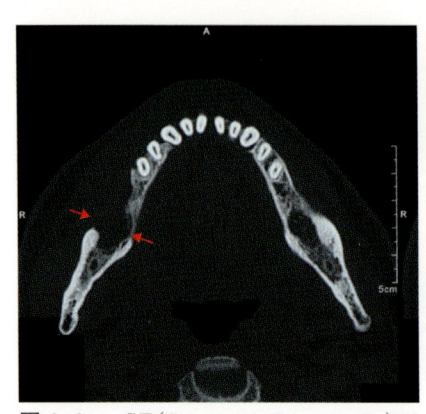

図 3-2a CT（Computed Tomography）で診た右側下顎歯肉癌（下顎骨浸潤）．右側下顎第一大臼歯から智歯部にかけて歯肉癌の下顎骨浸潤を認める（矢印）．CT は腫瘍内の石灰化，骨化の描出に優れている．

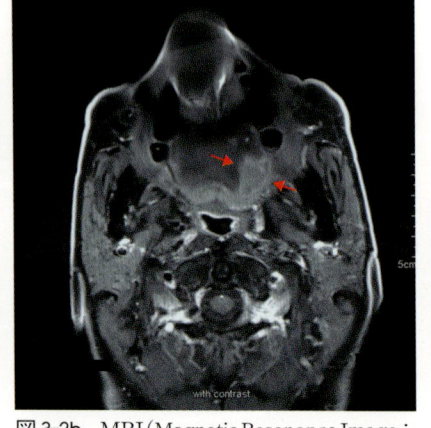

図 3-2b MRI（Magnetic Resonance Image：核磁気共鳴映像法）で診た左側舌癌（T1強調画像）．左側舌縁部に 25×20 mm 大のガドリニウム（造影剤）の取り込みを認める（矢印）．MRI は軟組織病変の診断に有効であり，腫瘍では造影剤が特異的に取り込まれるため矢印のように造影される．また，T1強調画像では脂肪は高信号に髄液や水は低信号として描出される．

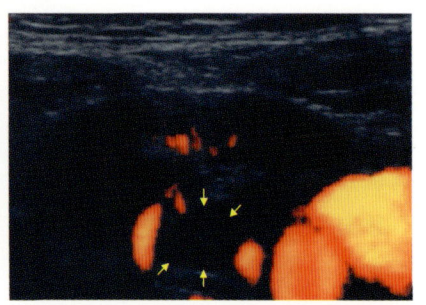

図 3-2c US（Ultrasonography：超音波検査）で診た左側顎下リンパ節（矢印）の描出．リンパ節内部は均一で周囲に血流が確認される．超音波診断は腫瘍の存在はもちろん，リンパ節の転移，腫瘍と腫瘍血流を同時に表示する方法で，放射線の被曝もなく腫瘍の診断には有用である．

である．
　表3-1に初診時にチェアーサイドで行うことを示す．また，単純エックス線写真のほか，CT，MRI，US，RI シンチグラム，PET など各種の検査法を組

図3-2d　MRIで診た左側上顎洞癌．左側上顎洞を中心に存在し左側鼻腔・篩骨洞・蝶形骨洞・眼窩・口蓋まで進展している．左図：T2強調画像，中図：T1強調画像，右図：T1強調画像（前頭断）．

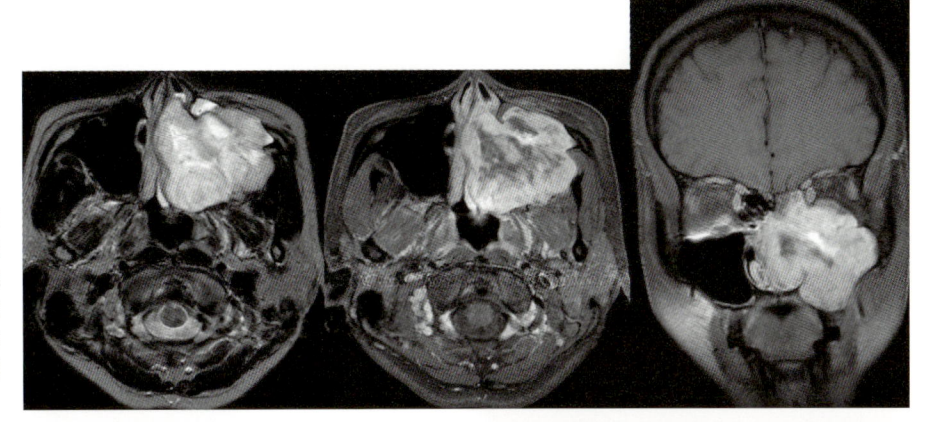

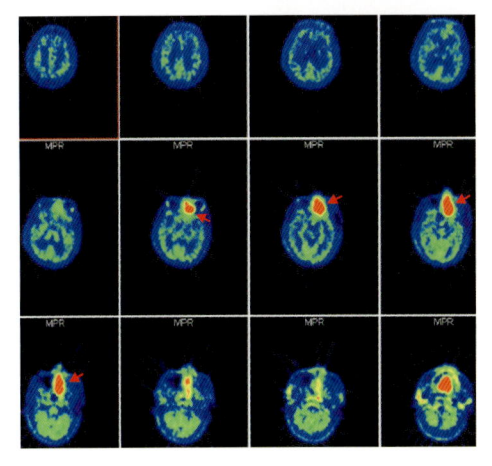

図3-2e　PET（Positron Emission Tomography：ポジトロン断層撮影）で診た左側上顎癌．矢印で示すように左側上顎から鼻腔・篩骨洞にかけて赤く集積している．PETは核医学検査のひとつで，放射能の中でも陽電子（ポジトロン）を放出するアイソトープを利用して，その体内分布を断層画像化する検査法である．ポジトロン放出核種の炭素で標識したブドウ糖やアミノ酸の代謝情報を測定する生化学的な診断法である（写真は放射線医学総合研究所より提供）．

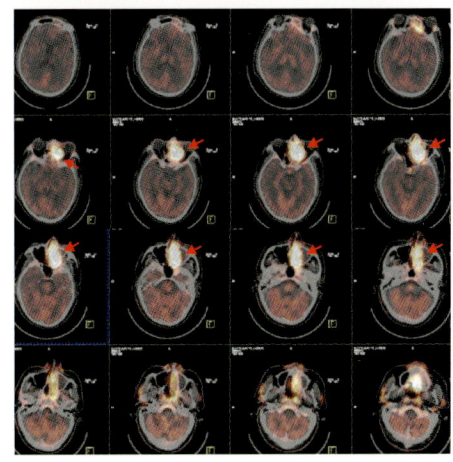

図3-2f　PET-CTで診た左側上顎癌．PET装置とX線CT装置を合体し，患者が同一ベッド上で移動することなく両検査を受けることを可能とするCT付PET装置（PET-CT）が開発された．この装置の利用は，生体の代謝機能過程（PET）と解剖学的詳細構造（エックス線CT）を同時にかつ明瞭に抽出し，両情報の正確な重ね合わせ表示（fusion imaging）を可能にするなど，癌診断の精度を飛躍的に向上させている（写真は放射線医学総合研究所より提供）．

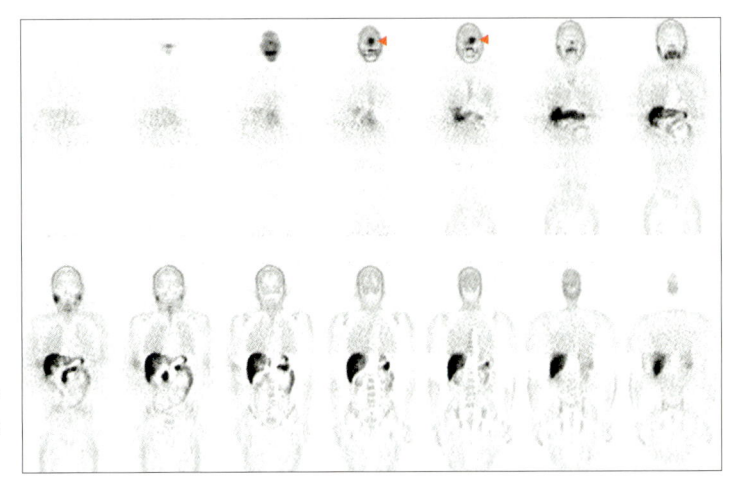

図3-2g　PET（全身像）で診た左側上顎癌（矢印）．PETは腫瘍原発巣の診断はもちろん，全身転移検索も同時に行える（写真は放射線医学総合研究所より提供）．

み合わせて，病変の範囲を三次元的に把握する（図3-2a〜g）．

初診時に口腔癌が疑われ，病変が表在性であれば，直ちに細胞診を行う．この場合，多くは病変表層を

癌の告知について

1. 初診時に癌であることを伝えるべきでない．
2. 可能性のある疾患を列挙し，それぞれの治療法を告げる．
   （その中には当然，癌，前癌病変も入っている）
3. 口腔癌の発生についてもわかりやすく説明する．
4. 現代の医学では癌は治る病気であること．誰でもある程度の年齢になれば癌になる可能性のあること．また多くの患者が癌と闘っていることを伝える．
5. これらの説明から患者・医師の信頼関係を築き上げる必要がある．患者を支持し，支援するという態度が必要となる．
6. 患者に十分正しい知識について伝えたうえで，告知を行う．

図3-3 癌の告知について．

擦過して，細胞を採取する（擦過細胞診）．

病変が深在性の場合には画像検査のうえで，穿刺吸引細胞診を行う．細胞診を行い，この結果がclass Ⅲ以上であった場合にはさらに生検（Biopsy）により，確定診断を行う．

細胞診，組織診により口腔癌との診断が得られたら，筆者らは通常，告知を行ったうえで治療に入る．言うまでもないが，癌の告知については相応の配慮が必要となる（図3-3）．治療法については次項Ⅱで述べるが，術後には十分な経過観察を行う．

2．完治の基準と治療・経過観察

術後5年を経過して再発などの問題がなければ，癌は完治したと考える．術後5年間のうち，再発の約80%は術後1年間に発生するため，この間のfollow upは特に重要である．

5年を超える長期経過で再発をきたした例も皆無でないこと，原発巣以外に新たな口腔癌が発症する可能性もあること，口腔と連続した食道などで重複癌の報告も多く見られることなどより，5年を経過しても長期の経過観察は必要である．

可能であれば一生涯を通じて，経過を観察させていただく．また，この経過観察期間中に病変の増大や治療行為そのものによって生じた言語障害，摂食機能障害（嚥下），呼吸障害などについても改善するようにさまざまなリハビリテーションを行う．

3．リハビリテーション（補綴・訓練・心理ケア）

歯牙欠損や顎骨欠損などに対しては補綴治療（場合により顎補綴）を行う．この間，歯科医師側は患者の心理的特徴についてもよく理解し，心情をくみ取りながら，ともに歩む姿勢で臨む必要がある．

口腔癌患者の心理的特徴としては以下のことを念頭におく必要がある．治療の主体が顔面を中心としていることから，手術後や放射線治療後の醜形あるいは，再発腫瘍の増大による自らの容貌の変化を他人から隠すことができない．

頭頸部癌が患者の心理に占める比重は，他部位の癌よりも重い．それゆえ，他人とのかかわりにおける相手の拒絶を心配する精神的苦痛は頭頸部癌患者独特のものである．

また，術後の発音，摂食，嚥下障害あるいは味覚，嗅覚障害も患者の自尊心や自信を奪うものであり，機能障害の大きいほど精神的苦痛の重症度も高い．

II. 診断・治療方法

1. 画像診断・遺伝子診断

TNM分類により，病変の範囲が特定され，画像診断，病理組織検査や遺伝子診断により病変の性格などの情報を把握したうえで治療法を選択する．

2. 主な治療法と補助的治療法

口腔癌の治療法としては①手術，②放射線治療（外部照射・組織内照射），③化学療法，④免疫療法の4者を用いる．

このうち，手術，放射線療法は単独で根治的な治療が可能であるが，ほかの2者では単独使用での根治は困難とされる．このため，後2者はほかの治療法と組み合わせて，補助的治療法として用いる．

3. 手術

手術療法はTotal cell kill (すべての腫瘍細胞を除去できること)が期待できるという特徴がある．

切除は腫瘍本体から十分な安全域を設けて切除する必要があり，通常腫瘍本体から10 mm程離して切除を行う．もちろん，解剖学的形態，ヨード染色などによる不染帯の範囲（第4章参照），組織検査の結果などを踏まえて，治療を行うことも重要である．

手術により欠損が生じる．欠損が小さい場合には軽度〜中等度の変形を生じるが，ほとんど機能障害を発生させない．

欠損が大きい場合には物理的な欠損部の閉鎖や機能の回復を図るため，再建が必要となる．例えば，舌側縁に生じた扁平上皮癌の場合，原発腫瘍がT1（腫瘍径が2 cm以下のもの）〜T2（腫瘍径が2 cmを超え，4 cm未満のもの）の大きさであれば，切除は舌部分切除術となる．

切除の大きさにより，創をそのまま縫い縮めるか，創がやや大きければ皮膚移植などにより露出した創面を閉鎖する．この場合には舌の変形は生じるが，機能障害を生じることは少ない．

原発腫瘍がT3（腫瘍径が4 cmを超えるもの）以上の大きさとなると，切除は舌半側切除術または病変の大きさによっては舌（亜）全摘出術の適応となり，前腕皮弁，腹直筋皮弁などの遊離皮弁や大胸筋皮弁，広背筋皮弁，D-P皮弁などの有茎皮弁による再建が必要となる．この場合には嚥下障害，摂食障害，構音機能などの障害の発現が予想され，機能回復のため，術後には十分なリハビリテーションが必要となる．

また，下顎骨に生じた病変に対しては大きさにより，辺縁切除術，区域切除術，半側切除術などの切除を行う．手術により生じた欠損に対しては顎骨の再建が必要となる．区域切除術以上の広範囲の切除を施行した症例では顎骨の外形，顎の開閉口運動などの機能を維持するため，チタン製金属プレートによる一次再建を行う．この段階では切除部には義歯の装着は困難である．

手術後1年を経過し，再発がないことを確認した段階で義歯装着が可能となるように二次再建を行う．この場合，生じた欠損量の多寡に応じて，多くの場合 PCBM（腸骨骨髄），腸骨ブロックなどの移植により顎堤形態を改善する．

移植骨の採取部位としては，ほかに腓骨，肋骨，肩甲骨などがある．移植後，骨が周囲組織に生着し，義歯装着可能となるまで，術後3〜6ヵ月を要する．

上顎癌の場合には病変の範囲により上顎の半側切除術など広範囲の切除が適応となる．大きな欠損を生じ，通常の義歯の使用が困難となるため，顎義歯を使用した顎補綴を行う．

また，頸部リンパ節に転移した場合には頸部郭清術の適応となる．リンパ節は脂肪組織中を縦横に走行するリンパ流によって連続しているため，転移が疑われる個々のリンパ節について除去するのは意味がない．

頸部のリンパ節をその周囲の脂肪組織などと一塊として摘出する必要があり，この術式を頸部郭清術と言う．これには基本的（古典的）頸部郭清術と機能的（保存的）頸部郭清術とがある．

後者は内頸静脈，胸鎖乳突筋，副神経を残すことにより，首の回旋運動，静脈還流，上腕の挙上など機能を温存することが可能である．

【症例1】

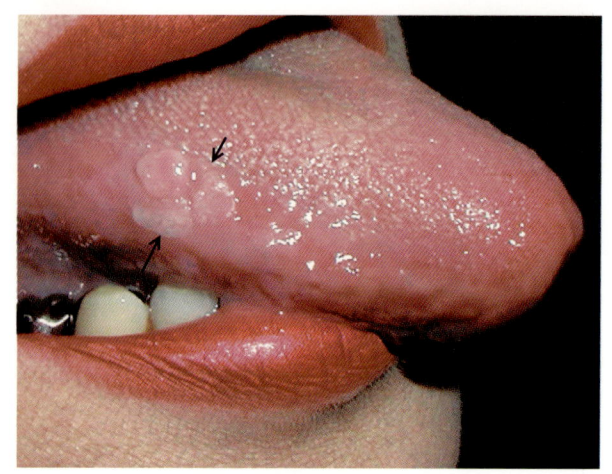

図 3-4a　classⅤ，扁平上皮癌（高分化型）の初診時．

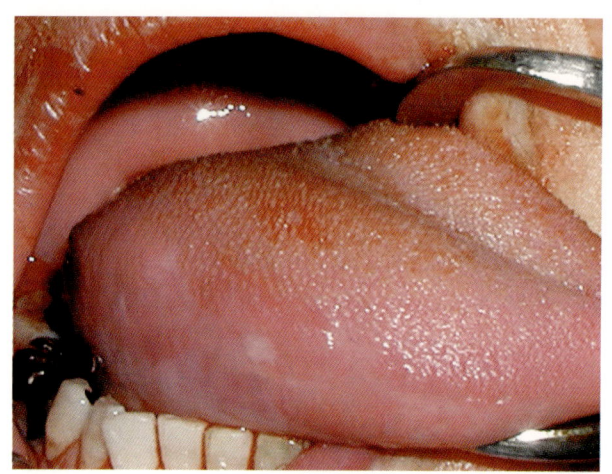

図 3-4b　術後1ヵ月の口腔内所見．

　リンパ節へ転移した病巣が増大して節外浸潤をきたし，周囲の組織に癒着を起こした場合では内頸静脈や胸鎖乳突筋の保存が難しくなり，機能の温存が困難となる．

4．放射線治療

　放射線治療は外部照射，組織内照射の別がある．舌癌のT1～T2症例では根治的な治療が可能であるため，機能温存の面から外科的切除より組織内照射（密封小線源療法）を選択する場合もある．ただし，病変が大きい場合には腫瘍の放射線感受性により効果が十分期待できない場合もある．

　また，放射線照射による局所的障害（早期には粘膜炎，皮膚炎，口腔乾燥，味覚障害，晩期では骨髄炎）や全身的障害（骨髄抑制，放射線性宿酔など）の負担もあり，これに対しては適切な管理を行う必要がある．

　外部照射は病変が大きく，一期的な切除が困難な場合に病変の縮小を図る用途や外科的治療後の追加治療のほか，姑息的治療として用いられる．

　化学療法は外部照射と同様に手術前に病変の縮小を図る目的や外科的治療後の追加治療のほか，最近では担癌状態での長期延命を図る目的でも多く使用されるようになってきた．

　この選択に関しては患者に合併症の発現や後遺障害の問題など十分な説明のうえで行い，患者の意向も十分に汲み取ったうえで判断する．

　このほか，近年の遺伝子解析の進歩により，個々の疾患の性格に合わせたオーダーメイド医療が行われるようになってきた．

　口腔癌の治療のガイドラインは日本口腔腫瘍学会誌で指標が示されているので興味ある方には参考にされたい（日本口腔腫瘍学会誌：第17巻第1号，「舌癌取扱い指針」，P 13～85，「口腔癌治療ガイドライン－下顎歯肉癌－」，P 87～104）．

Ⅲ．口腔癌の治療の臨床例

　ここでは，実際の早期癌と進行癌の治療の結果を示し，早期癌と進行癌で治療後のQOLが，どのように違ってくるのかを比較したい．

　ここに示した早期癌（StageⅠ）の2例は歯科医師の適切な判断，口腔癌の市民への啓発活動により早期に治療に着手できた良い例である．

1．症例1　舌癌 T1N0M0（StageⅠ）

【患者】59歳の女性．

　右側舌縁部に10 mm大の乳頭様病変を歯周病の定期検診の際に，歯科開業医に指摘され，当口腔外科を紹介され来院した．

　周囲との境界明瞭は明瞭で自発痛はない．細胞診でclassⅤ，病理組織学的検査で扁平上皮癌（高分化

【症例2】

図3-5a classⅤ，扁平上皮癌（高分化型）の初診時．

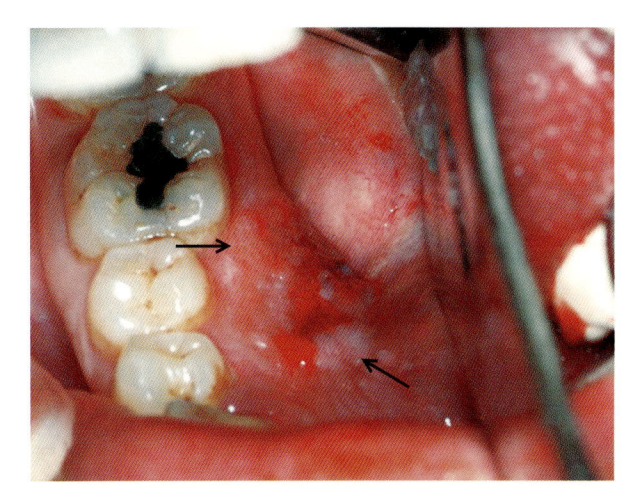

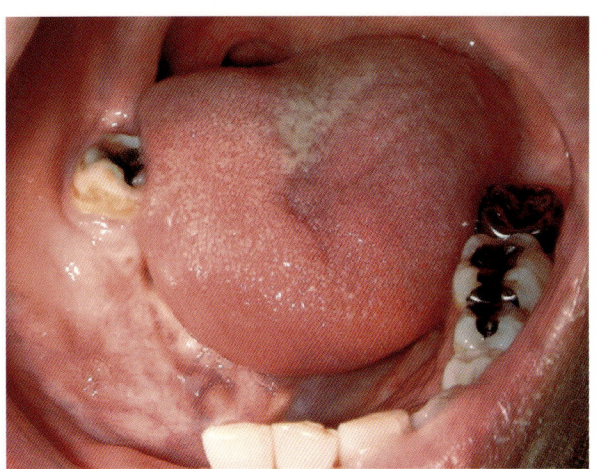

図3-5b 術後6ヵ月．

型）と診断された（図3-4a）．

来院から7日後に全身麻酔下で切除術を施行した．病変周囲から1cmの安全域を設けて切除した．術中迅速病理診断で切除部周囲に病変の残存のないことを確認して縫縮した．

術後10日目に退院し，直ちに主婦として家庭に復帰した．切除範囲が小さくてすんだため，咀嚼・発音・味覚などの機能障害はなく，術後3年経過した現在も再発，転移はなく良好に経過している．なお図3-4bは術後1ヵ月の状態である．

2. 症例2 歯肉癌 T1N0M0（StageⅠ）

【患者】61歳の女性．

右側下顎舌側臼歯部に18mm大の難治性の潰瘍性病変を自覚して自ら当口腔外科に来院した．以前テレビでなかなか治らない口内炎は要注意であることを聞いたことがあり，心配になって来院した．

周囲に硬結はないが，接触痛があり，易出血性であった．細胞診でclassⅤ，病理組織学的検査で扁平上皮癌（高分化型）と診断された（図3-5a）．

来院から14日目に全身麻酔下に右側下顎側切歯ならびに右側下顎第一大臼歯を抜歯し，右側下顎骨の辺縁切除術を行った．術中迅速病理診断で切除部周囲に病変の残存のないことを確認して縫縮した．

術後の機能障害はなく，幸い歯槽堤も維持できたので，義歯も術後3ヵ月後には装着可能となる．咀嚼にも問題はない．なお図3-5bは術後6ヵ月の状態である．

術後2年経過した現在も再発，転移はなく良好に経過し，友人たちと旅行を楽しんでいる．

第3章

【症例3】

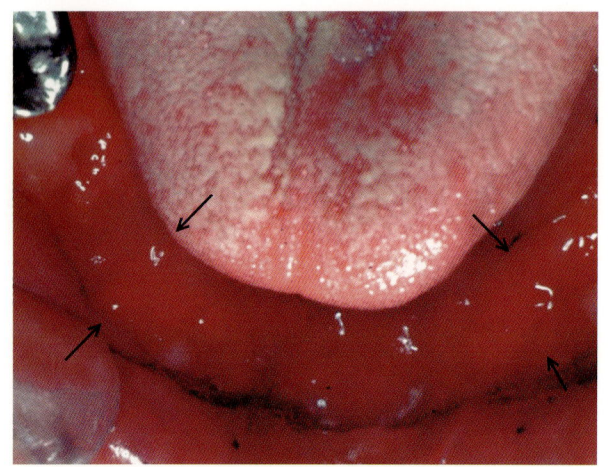

図3-6a classⅤ，扁平上皮癌（高分化型）の初診時．

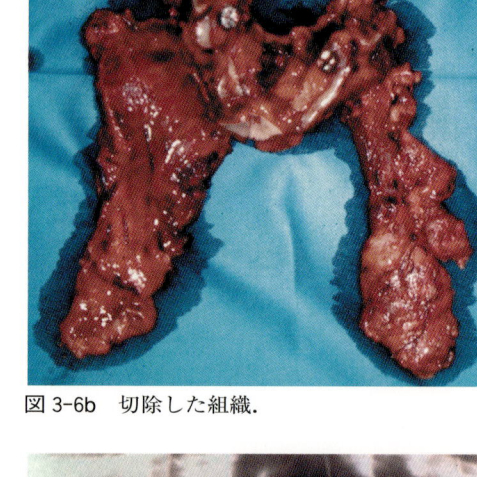

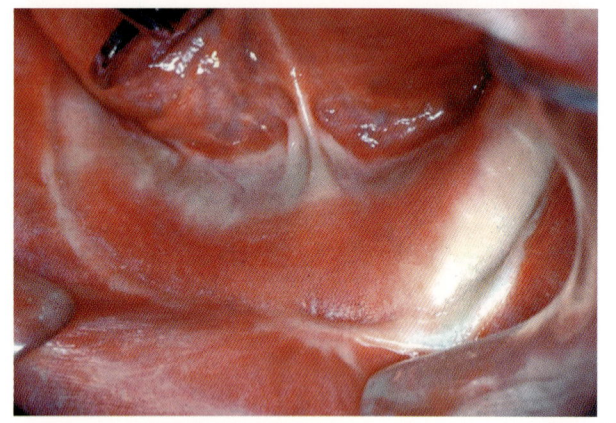

図3-6b 切除した組織．

図3-6c, d 遊離腹直筋皮弁を行い，チタンプレートを埋入した．

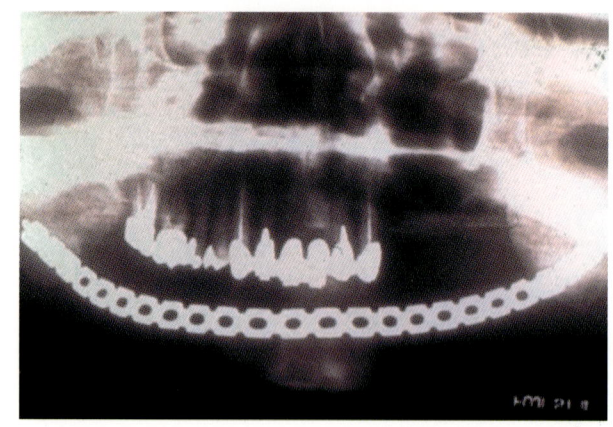

3. 症例3　歯肉癌　T4N2cM0（StageⅣ）

【患者】59歳の男性．

下顎全体にわたる難治性の潰瘍性病変の精査依頼を受け，開業医から筆者らの所属する口腔外科に紹介され来院した．半年前から下顎の前歯部に歯肉の腫脹があり歯の動揺が生じた．

近くの歯科医院で順次抜歯を行ったが，抜歯窩の治癒が悪く，潰瘍となりその範囲が徐々に拡大したため，同医の初診から3ヵ月後に当科での精査を勧められた．

右側下顎第二大臼歯から左側下顎第二大臼歯までの広い範囲にわたり歯肉にびらんと潰瘍があり，易出血性，接触時痛が著明であった．また，両側の下唇に知覚麻痺を認めた．

細胞診でclassⅤ，病理組織学的検査で扁平上皮癌（高分化型）と診断した（図3-6a）．またCT，エックス線検査で両側の頸部に転移を疑うリンパ節を認めた．

術前化学療法を行い，当科初診から3週目に全身麻酔下に気管切開のうえ，下顎骨の$\overline{7+7}$部の区域切除・両側頸部郭清術を行い（図3-6b），下顎を遊離腹直筋皮弁とチタン性金属プレートとにより再建した．

10時間の長時間にわたる手術となり，入院期間は流動食の経口摂食が可能となるまで計2ヵ月間を要した（図3-6c, d）．

今日の口腔癌の治療

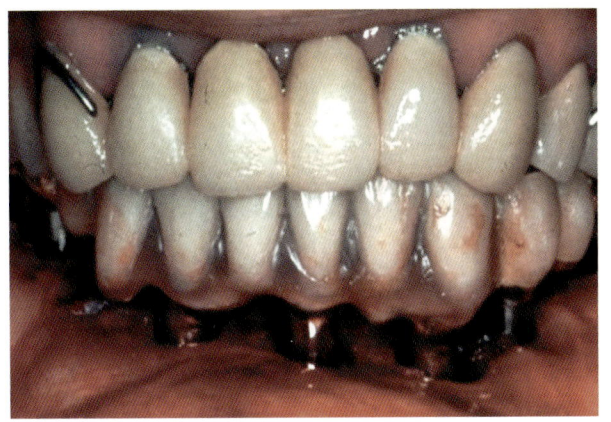

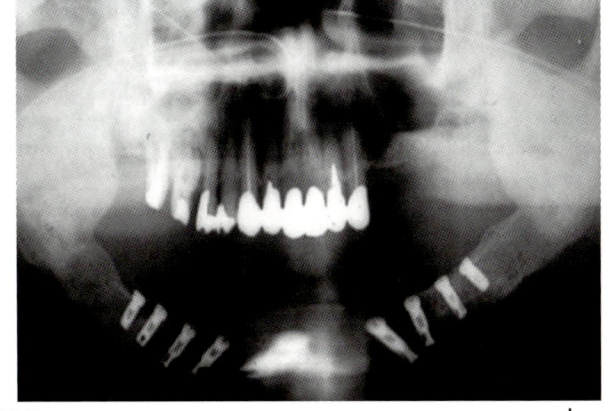

図3-6e, f　インプラント埋入. e：口腔内所見. f：同エックス線写真.

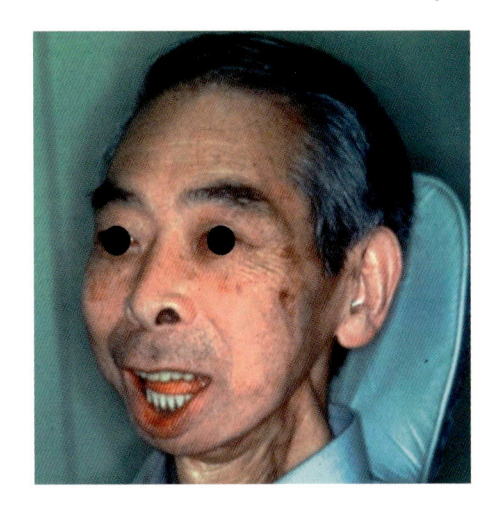

図3-6g　再建後の患者の顔貌.

　術後1年に再発がないことを確認し，腸骨ブロックによる下顎の再建を行った．さらに，補綴前処置としての手術を数回行ってから，インプラントを埋入し，術後7年を経てようやく咀嚼が可能となった（図3-6e～g）．

Ⅳ. 地域の歯科医師の口腔ケアへの参加が治療の質を向上させる

　近年，頭頸部特に口腔内を術野とする手術での口腔ケアの重要性が認識されている．すなわち歯周病，う蝕などにより口腔内が不衛生な場合には，手術後に創部の感染を起こしたり，肺炎などの合併症を発症する頻度が高くなることが報告されている．
　特に遊離皮弁移植などで再建を行った症例では，そのリスクが高くなることがわかっている．言うま

でもなく，手術後に感染を起こした場合には，創の哆開，皮弁の壊死などにより再手術を余儀なくされたり，経口摂取を行うまでの期間が長引いたりする．さらに，肺炎を発症し，致命的になることすらある．
　当然，在院日数は増加し，患者自身や家族の負担が増えるのみでなく，診療を担当する側も治療のための手間や医療費でも大きな負担が生じる．また，頭頸部癌に対する放射線治療や頭頸部癌に限らず抗癌剤の投与により重度の口内炎が発症する．
　これら治療に継発する口内炎の予防，症状軽減に口腔ケアは欠かせない．したがって，癌治療の現場において口腔ケアについて十分な知識と技能を有する歯科医師，歯科衛生士の存在は重要である．
　術前に動揺歯の抜歯，歯石の除去，清掃指導などを十分に行い，良好な口腔内環境で手術を迎えるこ

53

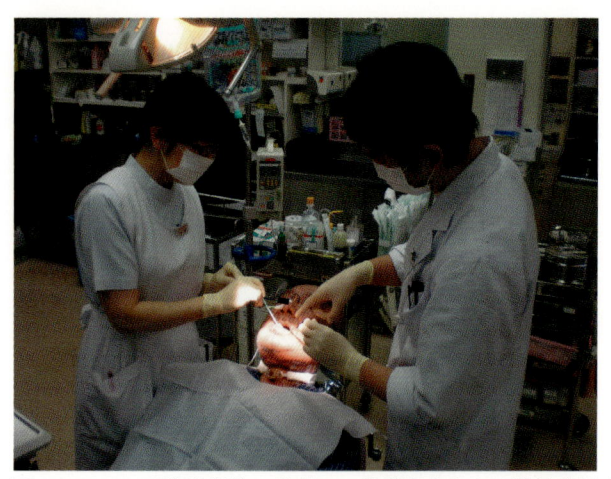

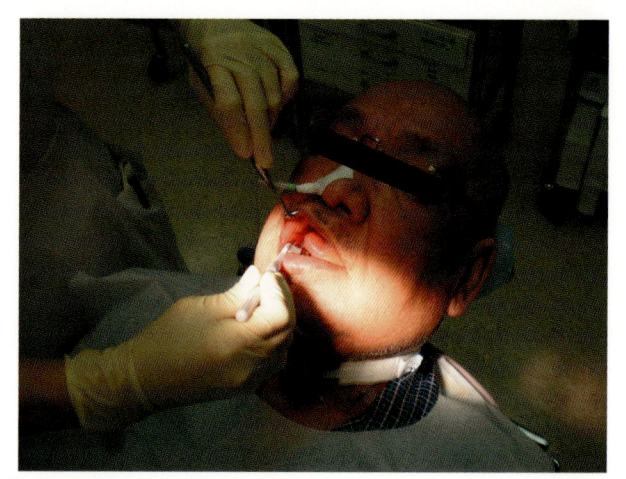

図3-7a, b　口腔癌術後の患者に，歯科衛生士が口腔外科担当医の指示で口腔ケアを行っている．

とで，術後合併症が発生する可能性が低くなる．もちろん術後も創の洗浄に加えて，1日数回の口腔ケアを継続する必要がある．

　患者に術前から口腔ケアの重要性を認識してもらうことは，術後に患者の協力を得られやすい環境をつくることにつながる．

　筆者らの病院では，口腔癌の患者に対しての口腔ケアは口腔外科医，歯科衛生士，看護師が協力して行っている．入院前の外来から，術前のブラッシングや含漱の指導，スケーリングを行う．入院後は術前に術後の口腔環境の変化について患者に十分説明し，術後に患者自身で行ってもらうべきケアを指導している（図3-7a, b）．

　これまでは，必要とされる労力の関連から十分な口腔ケアが行われないことも多かったが，口腔ケアにより得られるメリットはコストなどのデメリットを上回ることが認識され，口腔の手術に限られることなく計画的・戦略的な口腔ケアを導入する施設が増えている．

　しかし，口腔癌の治療を担当する診療科の中にはマンパワーの問題などから十分な術前・術後の口腔ケアを行うことが困難な場合も多い．このような場合に地域の歯科医師に協力していただき，術前の口腔ケアを自身の診療所で受け持っていただくことも必要になると思われる．

　また，術後も口腔ケアや可能な範囲での補綴処置を依頼（逆紹介）させていただくことも一案である．手術によって，口腔内環境が変化し，通常の口腔清掃が困難となっている場合に，患者1人ひとりに合わせた口腔ケアを指導していただくことで，患者は口腔内環境を良好な状態に保ち，早期に機能を回復することにつながる．

　この場合，地域の歯科医師の先生方も口腔癌をはじめとした癌治療に関する知識とケアの実際をあらかじめ会得しておいていただくことが必要になる．地域の癌拠点病院などとの医療連携の中で口腔ケアに関する研修を受けていただくことも今後の課題となる．

　2004年に開設された静岡県立静岡がんセンターではこのような試みが実際に行われ，実績をあげている．地域に密着した歯科医師の方々が口腔癌をはじめとする患者のケアに参加していただくことで，口腔癌に対する治療の質は向上し，患者のQualty of Lifeを高める「支えの医療」につながると考える．

参考文献

1. 野間弘康,瀬戸晥一編.標準口腔外科学.東京.医学書院.2004.
2. 清水正嗣,小浜源郁編.口腔癌.東京.デンタルダイヤモンド社.1989.
3. 片倉　朗,山　満,高野正行,井出愛周,高木多加志,矢島安朝,柴原孝彦,柿澤　卓,野間弘康,外木守雄,山根源之,井上　孝,下野正基.口腔扁平上皮上癌の頸部リンパ節転移に関する臨床病理学的検討－当科で行っている機能的頸部郭清術－.頭頸部腫瘍.1997：23：72-77.
4. 日本口腔外科学会編.別冊クインテッセンス口腔外科 YEAR BOOK 一般臨床家,口腔外科医のための口腔外科ハンドマニュアル '06.クインテッセンス出版.2006.

第4章
口腔癌検診の実際

大学，歯科医師会，行政の連携による口腔癌検診の実際と将来展望

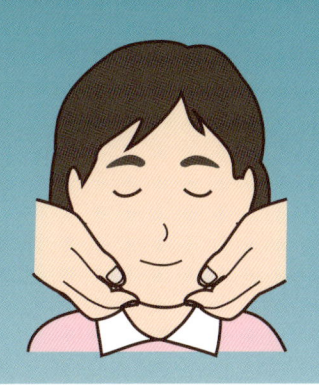

はじめに

それでは，実際に開業されている先生方が口腔癌検診を行う場合には，どのような手順で業務を立ち上げて実行に移していけば良いのだろうか．

口腔癌検診には集団検診と個別検診があることを述べたが，ここでは集団検診を中心にその方法を説明する．

ただし，検診のバックグラウンドや受診者への対応は個別検診でもまったく同じである．

口腔癌検診はもちろん，癌を見つけるための検診ではあるが，口腔粘膜疾患を見つける検診の意味をも持つ．不特定多数の人を対象とする集団検診では，受診者はさまざまな理由で検診の場にやって来る．

したがって，対面して直視下で行い，その場ですぐに結果が出る口腔癌検診においては，受診者への態度や結果の説明は，受診者の満足度という点で重要な因子となってくる．

また，精査が必要な場合，受診者に不安を与えることなく，二次医療機関を確実に受診させる説明も必要である．

本章では検診のバックグラウンドの構築と検診業務の実際を具体的に説明したい．

I．地域支援病院と歯科医師会，地方自治体との医療連携

1．集団検診

かなり以前から胃癌，子宮癌，乳癌，肺癌，大腸癌については，すでに集団検診が行われ，その疾患による死亡率の減少が認識され，癌検診の有効性が確認されている．

しかし，前述したように，もっとも観察しやすく早期発見，早期治療しやすい口腔癌については，ほとんど集団検診が行われていない．

現在はまだ一部の地域で，中核的病院と歯科医師会が口腔癌検診の必要性を認識し，独自にボランテア活動として，きわめて小さな規模で施行されているだけであり，まだまだ手の届かない面も多いと思われる．

なお，ここで言う中核的病院とは歯科口腔外科が標榜され，口腔癌の治療も積極的に行っている病院を指している．現実として，口腔外科に受診する新患患者の中には，必ずと言っていいほど癌の不安に耐えきれず来院する患者が見受けられる．

このことを考えれば，われわれ歯科医師も積極的に検診事業に乗り出さなければならないことは，明白である．さらに早期発見により患者の精神的，身体的苦痛や医療費の増大を少しでも軽減させることを考えると口腔癌検診の必要性を痛感する．

第4章

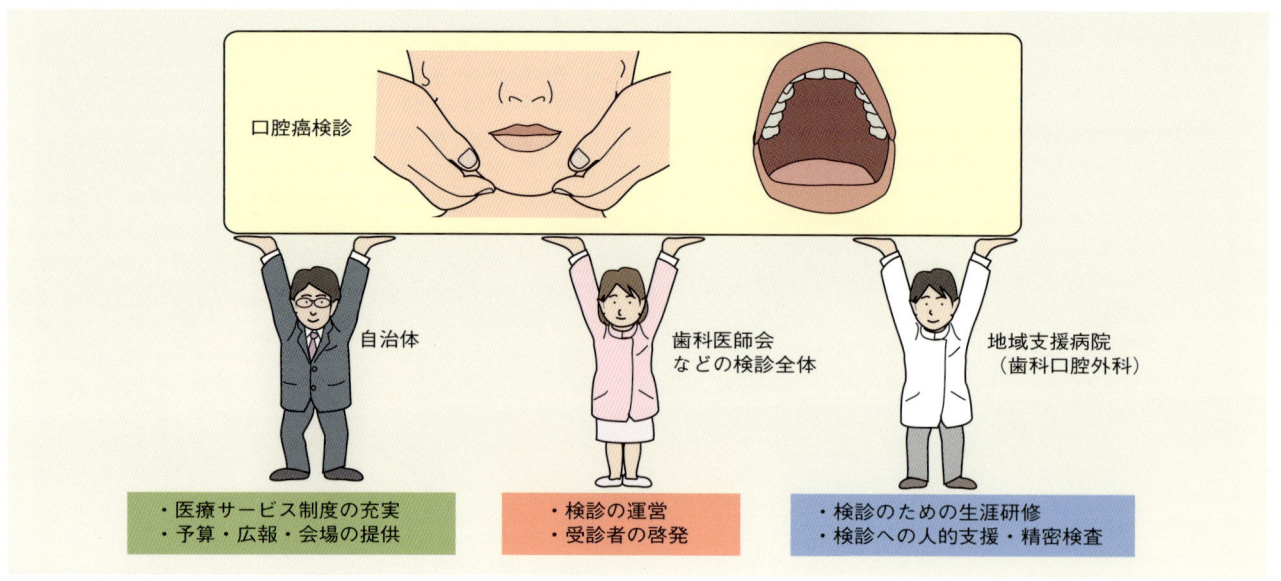

図4-1 集団検診の立ち上げと流れ.

　しかし残念ながら，地域の中核的病院と歯科医師会だけで口腔癌検診事業を展開していくには，人材および財政的問題が発生すると考えられる．

　筆者らが在籍する東京歯科大学口腔外科学講座が，住民の口腔癌集団検診を初めて行ったのは，現在の医療連携室が設置されるかなり以前の1992年からで，すでに15年間が経過している．

　ここで行われた1992年から2001年までの10年間の検診による口腔癌の発見率は0.09％で，これは癌の集団検診としては，かなり高い発見率となり，口腔癌集団検診は有意義な癌検診のひとつであると考えられる（第1章参照）．

　地域住民の健康を考えれば，口腔癌検診に対してもほかの癌検診事業と同様に，自治体による事前の広報活動や検診の場の提供を受け，地域住民の積極的受診を促すような努力が必要である．

　つまり，口腔癌検診を行う場合には，中核的病院，歯科医師会はもとより自治体を含めた連携事業として施行されるのがもっとも望ましい．

2. 個別検診

　口腔癌の早期発見には，個人検診も重要な位置を占める．癌に罹患しやすい50歳以上，喫煙や飲酒を習慣とする人（一般的に歯周炎，う蝕，あるいは歯の欠損などを伴っており，口腔内環境が悪いため歯科を受診する），また口腔癌ではないかと強く疑う人（診断を希望し歯科を受診することが多い）が個別検診の対象となる．

　したがって，これら癌高危険群の歯科診療に携わっている歯科医師は，つねに口腔癌の可能性を念頭におきながら日常診療を行っていく必要がある．

　そのためには歯科医師全体が，口腔癌について十分な知識を持ち，口腔癌検診のガイドラインに沿った検診を診療の中に取り込むべきであろう．

　このガイドラインについては本章で後述するが，2005年の日本歯科医学会会誌にも発表されている．

3. 医療連携とその方向性

　医療連携とはその地域において，プライマリケアを担当する診療所や病院と二次医療を担う高度な医療設備および技術を兼ね備えた地域の中核となる病院とが，それぞれの施設の実状や医療状況に応じて，医療施設の機能分担や専門化を進めることにある．

　すなわち診療所と病院あるいは，病院と病院が相互に円滑な連携を図り，その機能を有効に活用することにより，住民が持続的かつ適切な患者中心の医

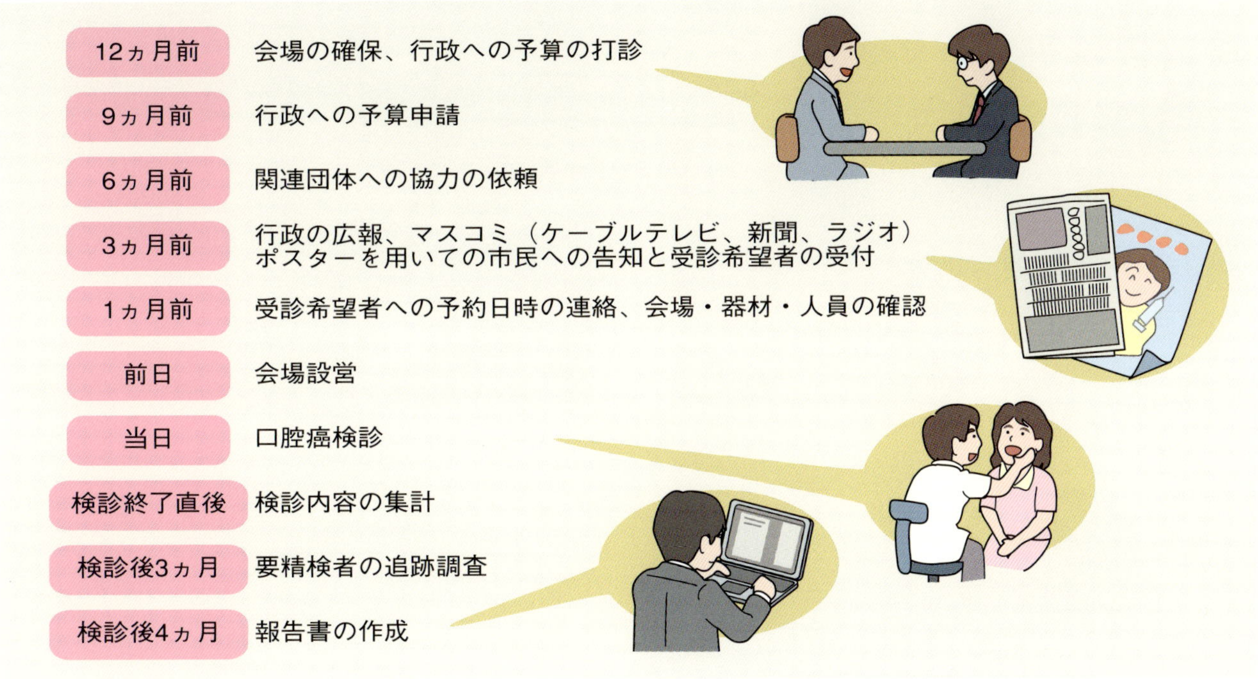

12ヵ月前	会場の確保，行政への予算の打診
9ヵ月前	行政への予算申請
6ヵ月前	関連団体への協力の依頼
3ヵ月前	行政の広報，マスコミ（ケーブルテレビ，新聞，ラジオ）ポスターを用いての市民への告知と受診希望者の受付
1ヵ月前	受診希望者への予約日時の連絡，会場・器材・人員の確認
前日	会場設営
当日	口腔癌検診
検診終了直後	検診内容の集計
検診後3ヵ月	要精検者の追跡調査
検診後4ヵ月	報告書の作成

図4-2 口腔癌集団検診のタイムスケジュール．

療を受けられるようにするものである．

しかし，口腔癌検診については，診療所や病院を持つ診療者側の通常の医療連携と努力だけでは，これまでの歯科検診の域を超えられず，癌の早期発見，早期治療，そして死亡率の減少までは望めない．

個人検診を充実させるため，さらに一歩踏み込んだ医療連携が必要で，中核的病院は積極的に地域の歯科医師に対し，口腔癌診断に必要な知識を提供することを考える必要がある．

また診療所の歯科医師は，十分にこれを理解し，1人でも多くの会員がガイドラインに沿った口腔全体の検診が行えるよう努力する必要がある．

口腔癌検診の発展のためには，個人検診にも力を注ぎ，大学人はもとより一般の歯科医師の意欲と努力，加えて地域住民への啓発や広報など自治体の積極的協力も必要となろう．

II．検診事業の流れと診査手順

ここでは集団で検診を行う場合の事業の流れと実際の準備，診査手順について述べたい．

1．集団検診事業の立ち上げと流れ

口腔癌の集団検診を行う場合，その核となって事業を運営する組織が必要である（図4-1）．現在，日本国内で行われている口腔癌の集団検診の多くは，市町村単位の歯科医師会が中心となり，その地域で地域医療連携病院となっている歯学部口腔外科，医学部歯科口腔外科，基幹病院の歯科口腔外科が協力する形式で行われている．

もちろん，広報活動，受診者の募集，会場の提供ならびに予算補助の面で地域行政の保健衛生部門の関与が必要である．

癌検診が予防医学の見地より，不特定多数の地域住民を対象に行われることから，行政にその必要性を十分理解してもらい，継続的な協力を得ることが口腔癌検診を効果的に行うためには必須である．

また口腔粘膜疾患は，その臨床像が多彩であることから，視診だけで診断を下すことに苦慮することも多い．

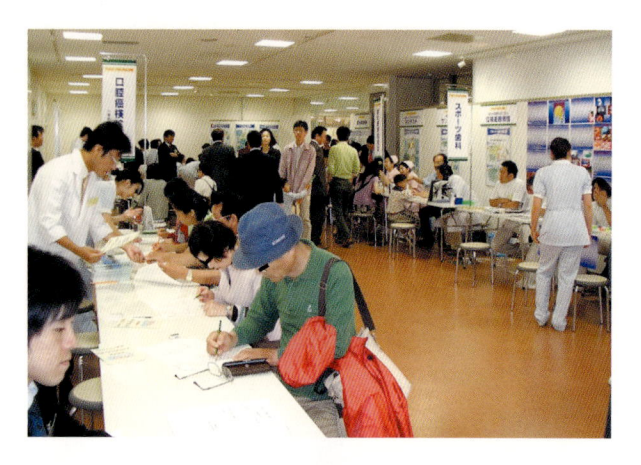

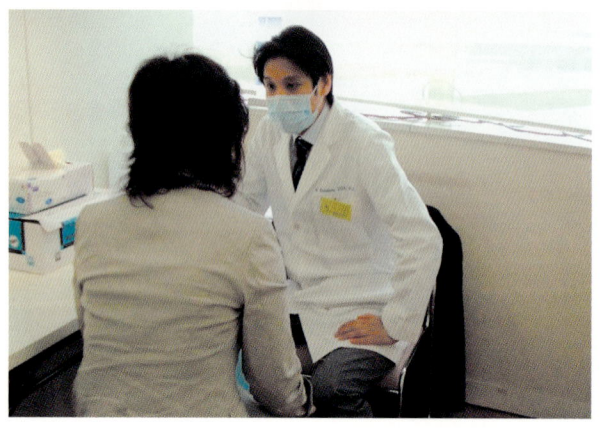

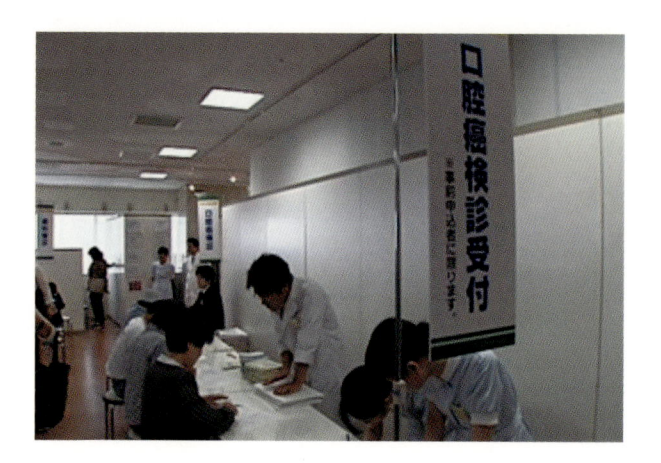

図 4-3a〜c　千葉市で行っている集団検診の様子.

　さらに，受診者から粘膜疾患をはじめ口腔領域に発生する病態について複雑な質問を受けることもしばしばある．したがって，実際の検診業務はこれらの扱いに精通した歯科医師が行うことが望ましい．

　この部分を先ほど述べたように地域医療連携病院の口腔外科の専門医と協力して行うことで，受診者に精査の必要性が生じた場合でもスムースにその支援病院に紹介し，さらなる検査を進めることができるシステム構築が容易となる．

　開始前，検診に関連するすべての部門のスタッフが集まり，前章までに述べてきたような口腔癌検診の必要性と地域での将来像について統一した意志を持つためのミーティングを行うと効果的である．

2. 実施例から口腔癌集団検診の流れをつかむ

　ここで，筆者らが千葉市で行ってきた集団検診の流れを説明する．千葉市では社団法人千葉市歯科医師会（2007年1月現在会員486名），千葉市，筆者らが所属する東京歯科大学口腔外科学講座が協力し，1992年から口腔癌検診を行っている．

　毎年6月第1日曜日に行われる歯科衛生週間のイベントの一環として実施しているが，この日に行うことで多くの歯科医師会会員の協力が得られ，さらに多くの受診者が訪れる効果がある．

　検診の3ヵ月前に市政だより，新聞誌上，ケーブルテレビ，さらに公共施設や歯科診療所に掲示したポスターで口腔癌検診の申し込みを呼びかける（図4-2）．

　受診者の年齢を40歳以上にして，口腔癌のリスクが高い集団に検診を受けてもらえるようにしている．

　受診希望者はあらかじめ市に申し込みを行い，受診時間を予約して当日，会場にお越しいただいている．会場は交通の利便性が良く，検診に適した環境を設営できる施設が良い．

　デパートやショッピングセンターの催し物会場，公会堂などの公共施設，保健センターの検診室など

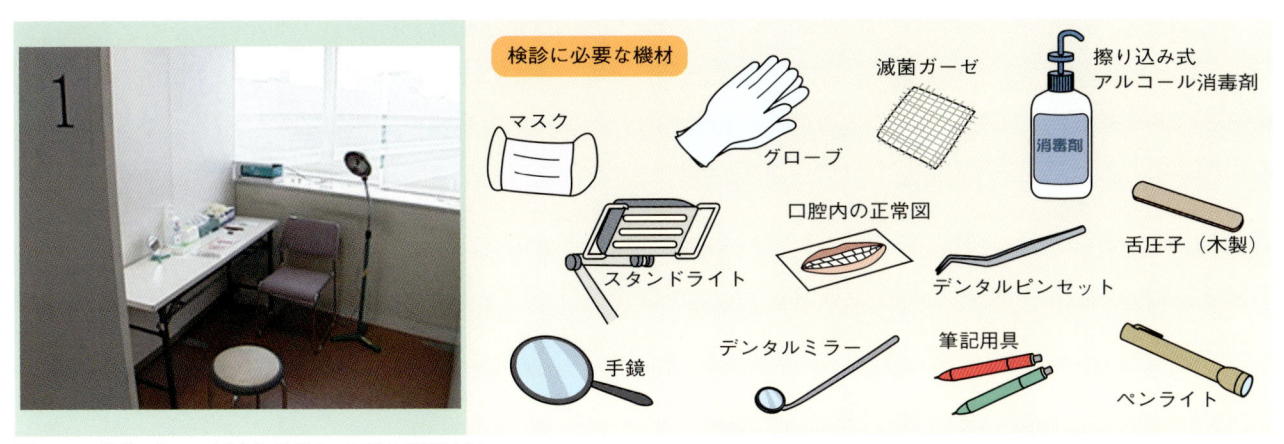

図4-4 検診ブース(左)と検診に必要な器材(右).

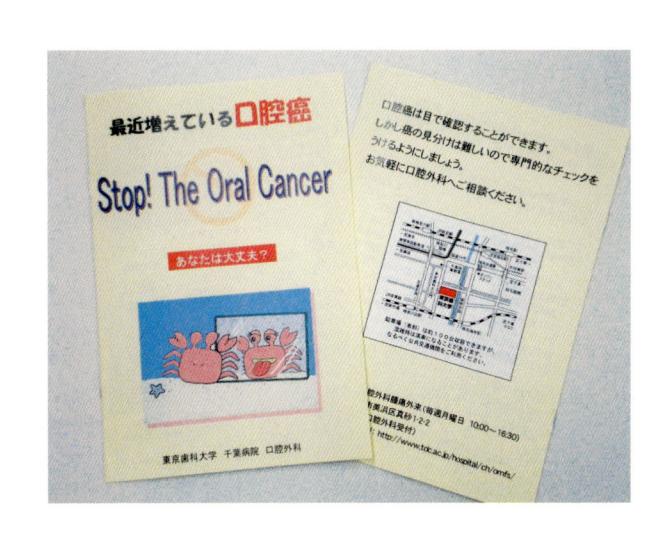

図4-5 口腔癌予防のリーフレット.

で行うことになるが，いずれの場合もパーティーションで区切るなどプライバシーを保護し，落ち着いた診査と，患者と静かに会話ができる環境の確保が重要である(図4-3a〜c).

当日は受付係，問診係，誘導係，検診担当などの分担が必要である．受診者は受付を行った後，受診の動機，病識がある場合は現病歴，既往歴など簡単な予診を問診係で受けてもらうほうが良い．これにより検診担当者は検診と説明に時間を集中できる．

二次医療機関での精査の必要性がある場合には，受付係に紹介状を作成してもらい，検診担当者は検診のみに専念できるようにすることが望ましい．

診査自体は次項で述べる方法で行うと3分程度で終わり，これに問診と説明を加えて，受診者1人に必要な時間は8〜10分である．

癌不安症などの受診者の場合，よく説明すること が重要だが，時間が長引かないように配慮し，説明に時間がかかりそうであれば，スクリーニングが検診の目的であることを告げ，二次医療機関にそれを委ねることも必要である．

図4-4は検診ブースの設営と必要な器材である．ペンライトでも診査は可能だが，十分な光量があるスタンドライトがあると診査しやすい．

また，ミラーだけでは舌や頰粘膜を圧排して，口腔粘膜全体を診査することが難しいので，木製の舌圧子とガーゼを用意しておくと便利である．さらに，正常な口腔内の状態がわかる絵や写真があると説明がしやすく，受診者も理解しやすい．

説明が終わったら，受診後に生じた疑問点や次に検診を受ける機会まで異常があった場合に，相談したり，受診できる病院を記載したリーフレットなど(図4-5)を渡しておくと，検診後のトラブルの防止

61

につながる．

　すべての検診が終了したら，直ちにデータを集計し必ず記録に残すべきである．二次医療機関に紹介した患者が，当該医療機関を受診したかどうか，確定診断はどうであったかを一定期間経過したら，追跡調査してそれも記録しておく．後述するが，これは検診の精度評価をしていくうえで，大変重要な資料になる．

Ⅲ．検診での医療面接と患者への説明

1．検診時の流れと注意点

　検診では不特定多数の患者を対象とし，相談を兼ねることが多いため，一般的な医療面接と同様に以下のことが重要となる．もちろん，8〜10分の検診中にすべてを網羅することは困難であるが，可能な限り実施する．

　検診は日常の臨床と同様に，まず自己紹介から始める．十分な信頼を得るためには身だしなみも，きちんとしておく必要がある．

　また，敬語，丁寧語を使い，病歴を聴取する．これらにより良好な関係を築いたうえでプライバシーにかかわる情報についても聴取していく．

　単に検診を受けるだけでなく，病識があって受診された場合には，たとえ異常所見がなくても，それに対する適切な質問を行いながら，傾聴の姿勢で臨まなければならない．

　検診の結果で異常がない場合も，一般市民にとって口腔粘膜疾患は，なじみが薄く，啓発の意味もあるため，疾患病態の典型像や生活習慣とのかかわり，簡単なチェックポイントなどについても説明を行う．

　もし精査が必要な場合には，患者に不安を与えることなく，確実に二次医療機関を受診させ，精査を受けるように促す必要がある．

　もちろん，口腔癌が強く疑われた場合であっても，その場で患者に告げることはせず，二次医療機関での精査を要する旨のみを伝える．

　癌の告知には，患者の性格の十分な把握や環境面の整備も必要とされ，ましてや確定診断がついていない段階で病気について，あれこれ説明するのは患者を不安にさせるだけである（第3章図3-3参照）．

　二次医療機関への紹介に関しては，次項に詳述する．検診者は受付係にバトンタッチして，紹介状の記載を依頼したのち，次の患者の検診に速やかに移行する．

　以下に挙げた聴取事項のうち，1〜3については，予診担当者が事前に問診を行い，内容を聴取しておくと良い．4，5については検診者が検診時に聴取したほうが検診の参考になる．

1．一般的事項
　患者姓名，性別，年齢，職業，既婚・未婚の別．

2．家族歴
　患者の父母，祖父母，近親者，配偶者，子供について，健康状態，これまでに罹患した疾患，死亡者の年齢と死因，癌家系など．

3．既往歴
a．局所
　顎口腔領域にこれまで生じた疾患．現在までの歯科治療の既往．

b．全身
　高血圧症などの循環疾患や，糖尿病，肝・腎疾患などは顎口腔領域の治療に大きく影響する．発病時期，症状の経過と変化，他科での治療法と使用薬物の種類，使用状況など．

4．主訴
　検診の場合には特に主訴がない場合もあるが，患者の訴えがある場合には詳細に問診すると，粘膜表面の粗造性，摂食時のわずかな刺激痛，接触痛や違和感など何らかの症状を自覚している場合がある．

　口腔はもっとも発達した感覚臓器であり，口腔内の些細な違和感やわずかな疼痛は，器質的病変を反映していることが多い．早期癌の特徴

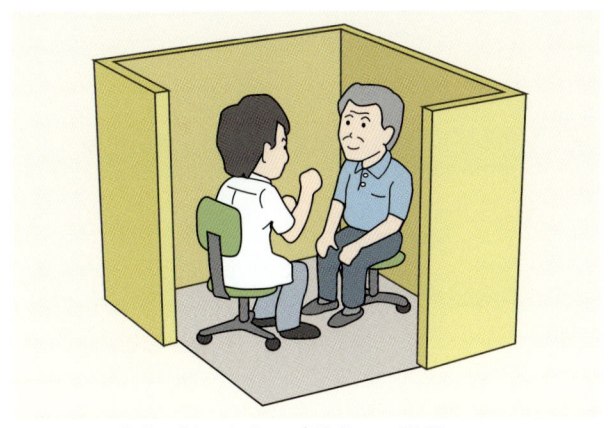

図 4-6　口腔癌の疑いがある受診者への説明.

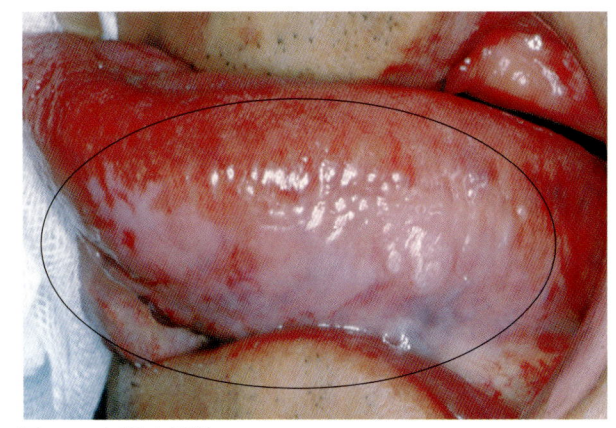

図 4-7　口腔内状態.

として，自覚症状のないことが挙げられているが，これらの聴取は早期癌発見の第一歩となるため軽視はできない．

5．現病歴（病識があって受診した時）

a．原因および誘因
患者の受診動機となった疾患への刺激の有無（不良補綴物，義歯不適合や歯牙鋭縁など）．歯性炎症，外傷，骨折，火傷など．

b．発病の時期と症状
自覚症状が軽微な場合や，経過がきわめてゆっくりの場合などは，正確な発病の時期が不明なことも多い．実際には患者が異常に気づいた時期の疼痛，腫脹，発熱，開口障害，嚥下障害などの各症状とその度合いを問うようにする．

c．症状の経過
発病（もしくは自覚症状発現）から受診までの期間およびその間の症状の変化は，診断上きわめて重要である．

期間の長さや変化の速度としては，通常，良性腫瘍は年単位，悪性腫瘍は月単位での増大傾向を示すため，鑑別の指針となる．症状については疼痛や腫脹が増大傾向か消退傾向かについて問う．

悪性腫瘍では病変は増加の一途をたどり，縮小を見ることは少ない．疼痛が神経麻痺や知覚異常に変わってきた場合には，神経周囲に病変が波及した結果，神経麻痺に至った可能性も考えられ，悪性腫瘍を思わせる所見である．

2．口腔癌の疑いがある受診者への説明例

64歳・男性．患者は3ヵ月前から，左舌縁部に若干の疼痛を自覚している．左舌側縁に浅いびらんと潰瘍が見られる．

潰瘍の原因となるような不良補綴物などの刺激因子は特に認めない．この患者に対して，要精査であることを説明した（図4-6，7）．なお，この時のやり取りは以下のようなものが1例である．

> 「○○さん．本日，拝見させていただいたところ，舌の左脇に傷がついているようです．傷の原因がどうもはっきりしませんね．できものの可能性もありますが，今この場ではっきりしたところまで診断がつきません．できものの場合には早めに治療されたほうが良いこともあります．○○歯科大学病院を紹介しますので，早目に受診して，まずはこの傷がどんなものか，よく調べたほうが良いと思います．こちらで検診結果を書いた紹介状をお渡ししますので，○○歯科大学病院の口腔外科を受診していただけますか」

第4章

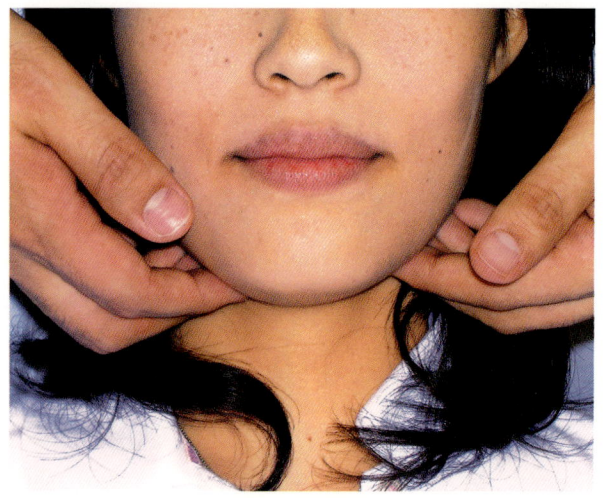

図4-8a　ステップ1．顔面・頸部の診察．被検者を座らせ，義歯，眼鏡をはずさせて，顔面・頸部を診査する．対称性，色調，そのほかの異常所見の有無を診る．耳下腺の左右非対称など対称性に異常があれば，合わせて触診を行う．また頸部リンパ節を触診する．背板を90°に起こして，安頭台を背板より少し前に出すと触診がしやすい．被検者の後方に立ち，内方から下顎体内面に向けて，手繰り寄せるように触診する．触れにくいようであれば，顎を引くように指示する．

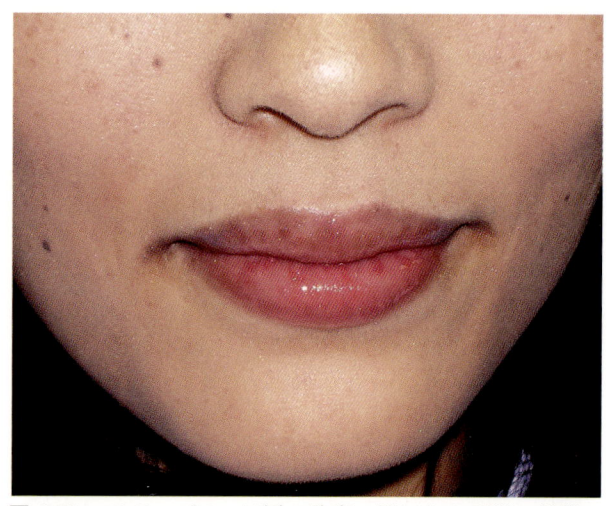

図4-8b　ステップ2．口唇の診察．閉口および開口状態で口唇を診察する．色調，表面性状，腫瘍，そのほかの異常所見の有無を診る．また触診を行う．なお次のステップ3以降の口腔内の診察に際しては，口蓋を診る時以外には，下顎を水平位にして診察する．また適切な照明，口腔内ミラー，舌圧子，小ガーゼを活用し，粘膜観察時には表面に付着している唾液を拭き取り，色調，表面性状，可動性，そのほかの異常所見の有無を診る．また異常所見を認めた場合には，必ず触診を行う．

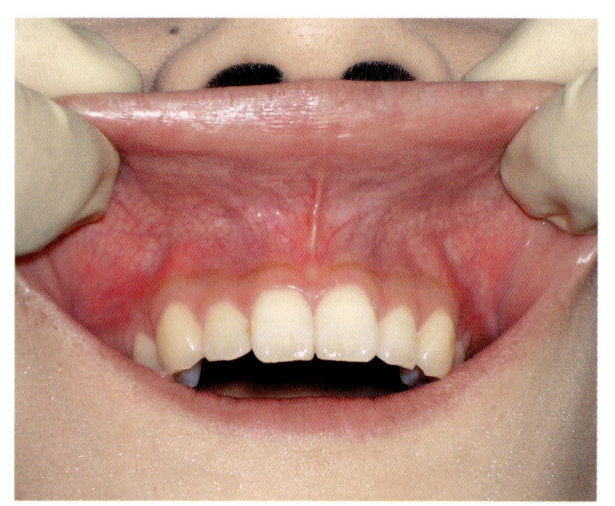

図4-8c, d　ステップ3．口腔粘膜の診察．上口唇を翻転して，上口唇粘膜と口腔前庭を診察し，次いで下口唇を翻転して診る．

c | d

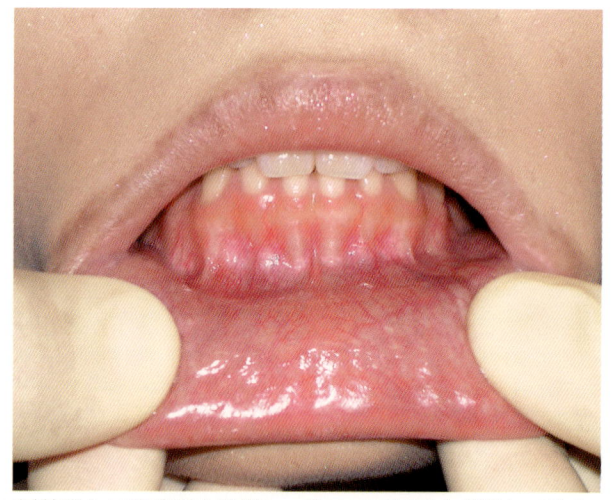

IV．口腔内外の触診と視診の方法

日本歯科医学会の口腔癌検診のガイドラインから学ぶ

　口腔の大部分は直視，直達が可能なことから，検診の際には特殊な器具や器械は必要としない．
　検診に際しては，口腔全域に及ぶ視診と触診が必要であり，特に口腔癌発生頻度が高いとされる舌，口腔底，歯肉には細心の注意を払う必要がある．
　また，無症候性の口腔癌のほとんどは口腔底，舌側縁，舌下面および軟口蓋に認められる．これらの部位は単に開口しただけでは十分に観察ができないため，舌を前方あるいは上方に牽引したり，また内側に圧排したりして観察することが癌発見の鍵とな

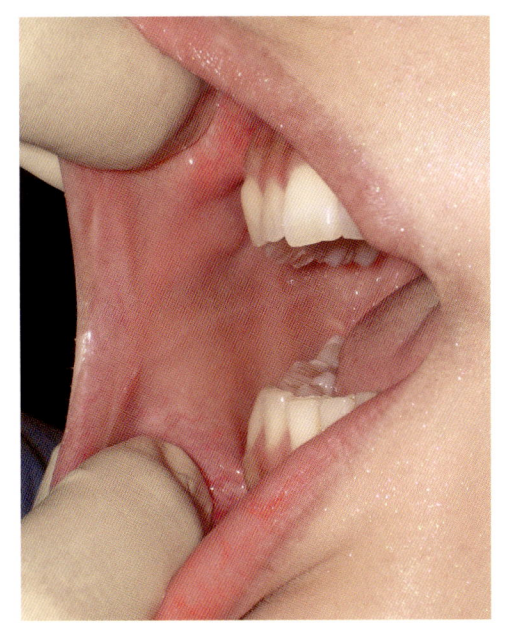

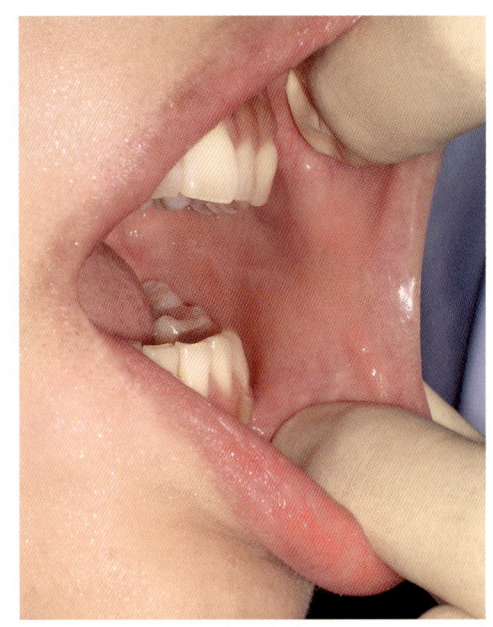

図4-8e，f　ステップ4．頬粘膜の診察．指で頬粘膜を軽く牽引して診察する．最初に右側，次いで左側を診る．その際には唇交連から後方へ前口蓋弓まで頬歯肉溝を含めて診る．この時，唇交連も十分診る必要があり，口角鉤などは使用しない．合わせて，耳下腺管開口部からの唾液流出状況も診る．

e | f

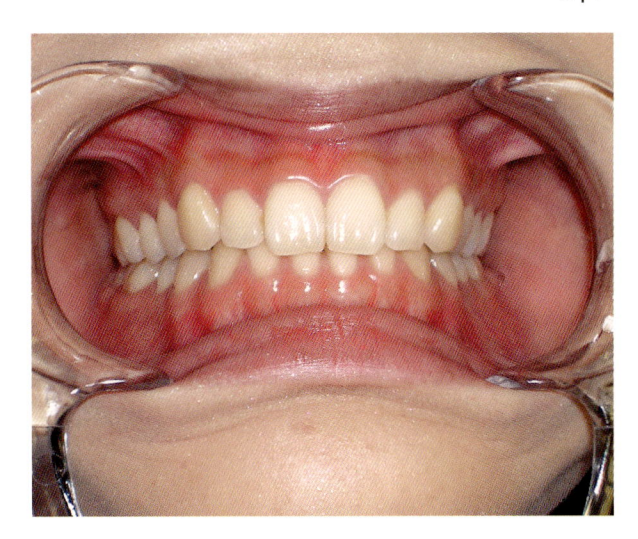

図4-8g　ステップ5．歯肉の診察．まず唇・頬側の歯肉および歯槽部を，上顎の右側後方から，前方，左側後方へ，さらに下顎の左側後方から，右側後方へと診る．次に口蓋側ならびに舌側を診るが，この時も上顎右側から左側へ，下顎左側から右側へと診る．

る．加えて，粘膜の微細な変化を見過ごさないためには，粘膜表面の唾液を拭き取って観察することが重要である．

　触診は癌の早期発見や進展範囲の把握にも必須な診断法であり，積極的な口腔内の触診が必要である．さらに口腔癌の所属リンパ節転移は，比較的早期から認められることからも頸部の触診も重要となる．

　なお，この口腔癌検診では，癌はもとより口腔粘膜の前癌病変や前癌状態を含めてその有無をチェックする．すなわち存在診断を行う．図4-8a〜oに日本歯科医学会雑誌の10のステップからなる視触診の実際(一部改変)を示す．

　一定のプロトコールに従うことにより見過ごしの解消につながり，また効率的となる．以上の問診と視触診からなる口腔癌検診に要する時間は約3分である．

　検診により発見した異常所見は，部位，大きさ，表面性状，色調，硬さ，硬結の有無，可動性などを

65

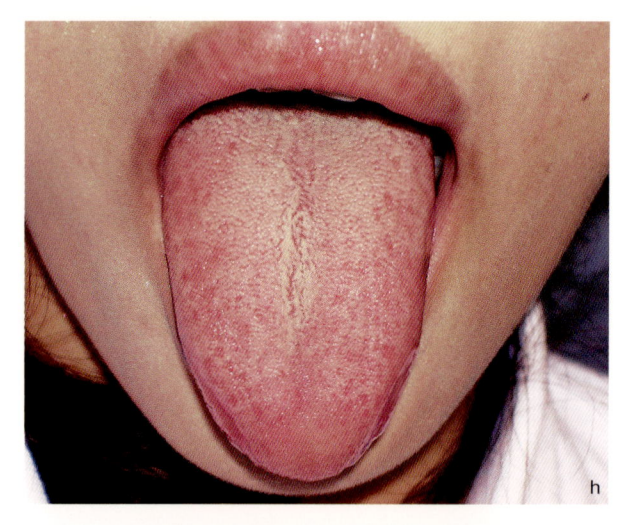

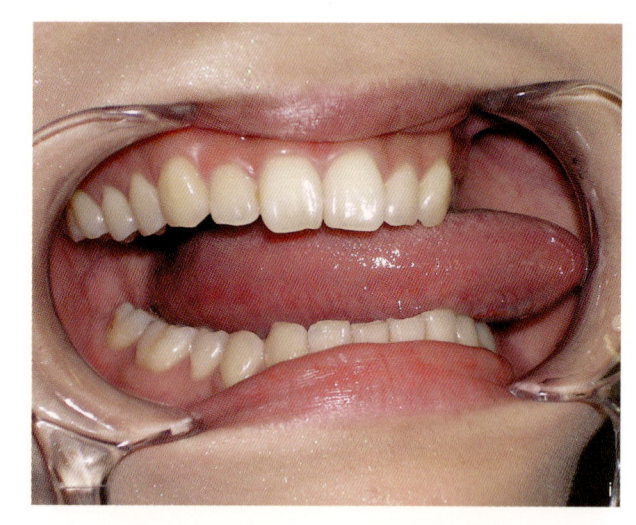

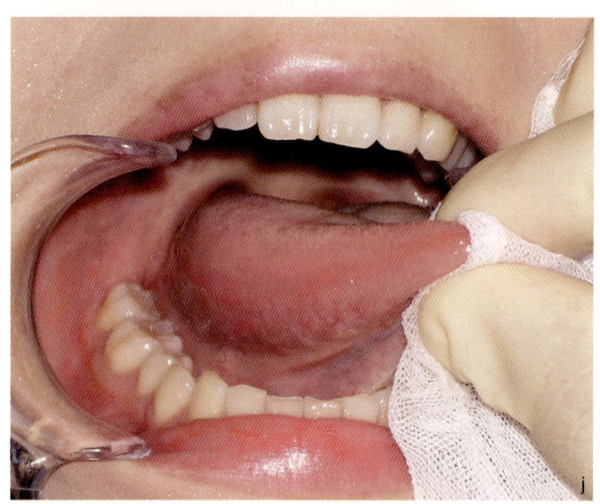

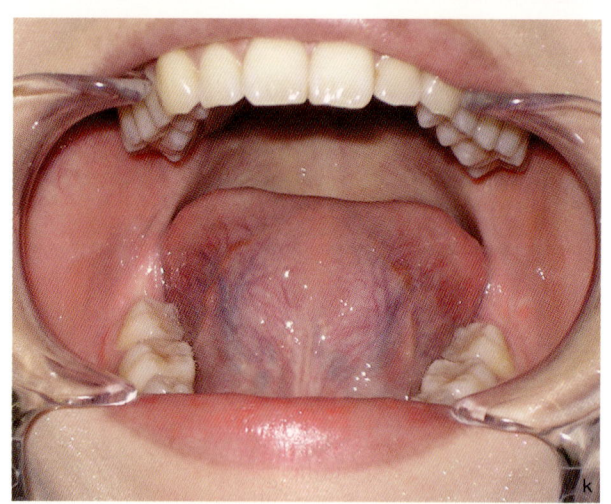

図4-8h〜k　ステップ6．舌の診察．軽く開口した状態で，かつ舌を安静位にした状態で診る．舌背では舌苔，舌乳頭の状態を合わせて診る．次いで，舌を突出させ，舌の運動や偏位の有無を診て，さらに左右舌側縁を診る．その後に舌尖部を小ガーゼで把持して，舌を牽引しつつ，舌縁後方を診る．また舌側縁の硬結の有無を触診する．最後に舌下面を診る．

正確に記録しておくことが必要である．

　悪性病変が疑われる場合には，直ちに二次医療機関へ紹介する．悪性と判断できない病変に対しては，個別検診の場合は病変の原因あるいは関連する因子を除去し，約1週間後に再度診察する．

　ただし，原因や関連因子の除去のためとは言え，病変部に切開や抜歯など外科的侵襲を加えることは避けなければならない．

　再診時に症状の改善や病変の縮小あるいは，治癒傾向が認められない場合には，悪性を疑い専門医療機関へ紹介する．口腔癌の確定診断には生検による病理組織学的検査が不可欠となる．

　生検は組織学的に癌と診断された場合に，直ちに治療が開始できることを前提に行うべきである．また生検標本からは，単に癌か，癌でないかの病理診断のみならず，治療方針や予後判定に必要な癌の浸潤度や浸潤様式なども診断しなければならない．そのためには適切な部位から診断に十分な標本を採取する必要がある．

　さらに，採取した標本は直ちに固定するなど，適切な取り扱いが要求される．したがって，個別検診でも検査は細胞診までにとどめ，生検は治療体制が

口腔癌検診の実際

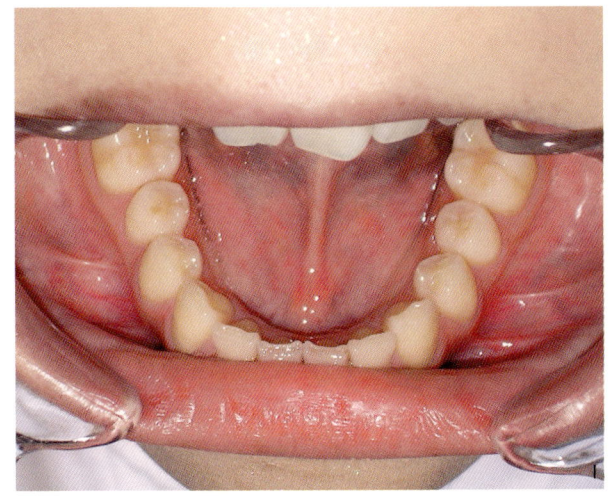

図4-8l　ステップ7．口腔底の診察．舌で口蓋をなめるように指示して，舌を挙上させて口腔底を診る．この時，舌下小丘からの唾液分泌状況も合わせて診る．

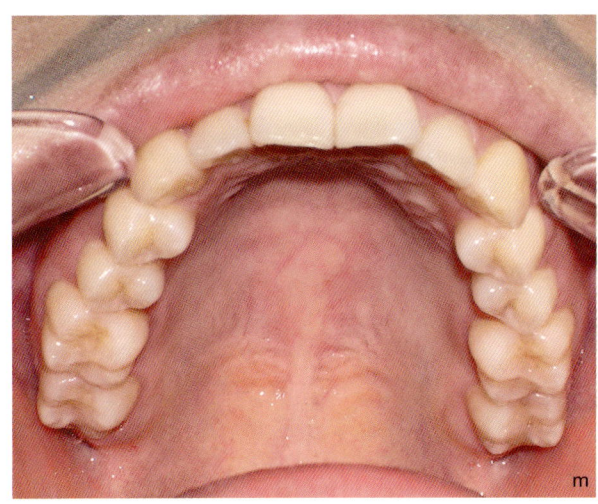

図4-8m　ステップ8．口蓋の診察．頭部を後屈させ，大開口の状態で硬口蓋から軟口蓋を診る．

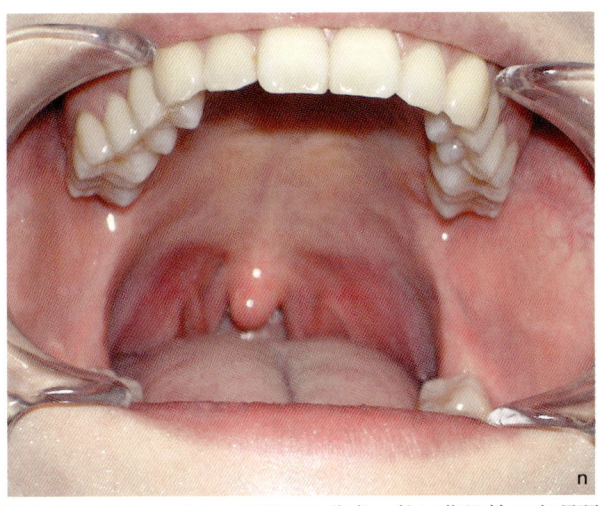

図4-8n　ステップ9．中咽頭の診察．軟口蓋以外の中咽頭を診る．この時，ミラーや舌圧子で舌を押さえたり，「アー」の発音をさせると観察しやすい．

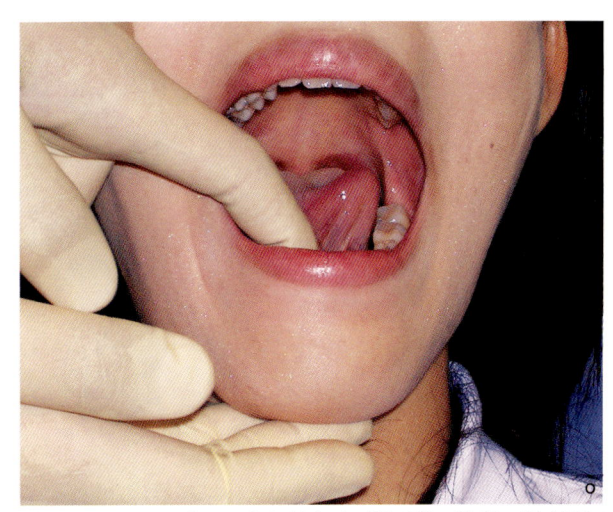

図4-8o　ステップ10．オトガイ下・顎下部の診察．軽く開口した状態で，オトガイ下・顎下部を双手診して，口腔底の構造物（舌下腺，顎下腺）を確認する．

整った二次・三次医療機関に委ねるべきである．

V．検診で必要な細胞診の実際

　口腔癌の集団検診では行われることは少ないが，診療室での個別検診において細胞診まで行うことができると，その有用性が特徴づけられる．
　また，集団検診で要精検となり二次医療機関で受ける検査は，多くの場合まず細胞診である．したがっ て，その検査の実際を知っておくことは，これから口腔癌検診を行おうとする先生方には重要である．
　ここでは細胞診の基本と技術的エラーを減らすために工夫した細胞診の手技について説明する．

1．細胞診と組織診の違い

　細胞診は細胞1つひとつの形態や集まり方などの形態学的な変化によって悪性細胞なのか，正常細胞なのかを判断するものである．

67

第4章

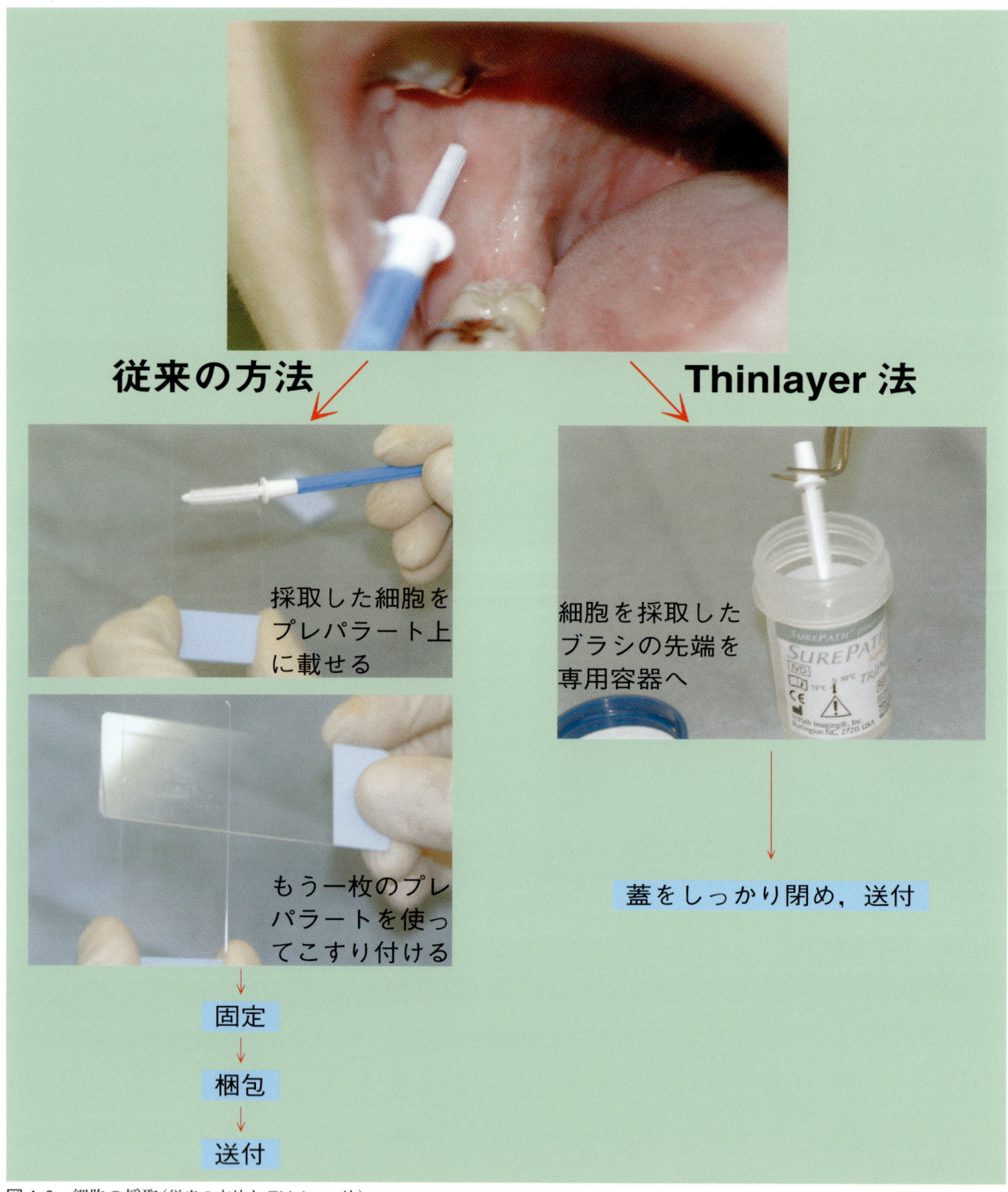

図4-9 細胞の採取（従来の方法とThinlayer法）．

　一方，組織診は細胞の形態学的な変化ばかりではなく，組織の構築像も観察できて，悪性細胞の浸潤性や広がり，周囲組織との関連などさまざまな情報を得ることができる．組織診は病巣の一部を切り取るため，患者への負担や侵襲が大きいという欠点がある．

　しかし，細胞診は病変の一部をブラシや綿棒で擦ることによって，表面の細胞を採取するため，痛み

68

表 4-1　細胞診の評価（パパニコロウ分類）

評価段階	細胞悪性の特徴
クラスI	異型細胞あるいは異常細胞が認められない場合
クラスII	異型細胞を認めるが，悪性の疑いのない場合
クラスIII	悪性の疑いがある異型細胞を認めるが，悪性の断定ができない場合
クラスIV	悪性の疑いがきわめて濃厚な異型細胞を認める場合
クラスV	悪性と断定できる高度の異型細胞を認める場合

図4-10a～c　細胞診（パパニコロウ染色：東京歯科大学・才籐純一臨床検査技師長，仙波利寿臨床検査技師より提供）．

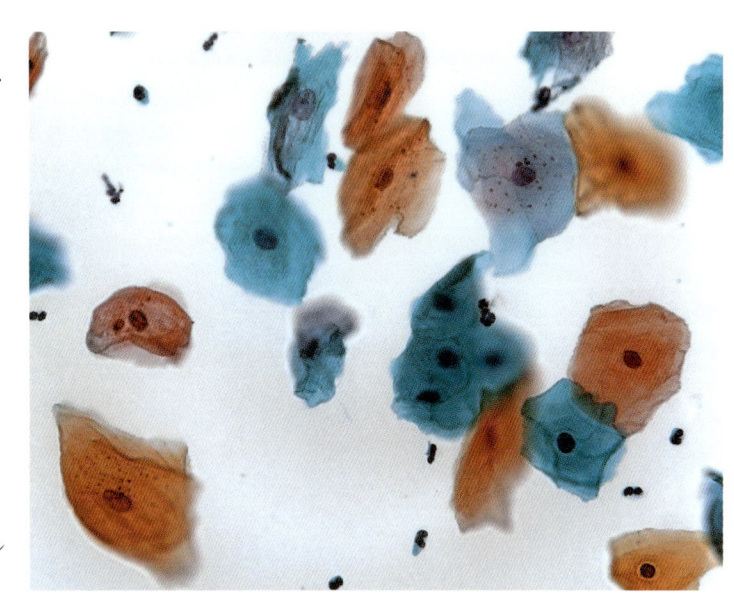

図4-10a　正常な扁平上皮細胞．表層の細胞はオレンジ色，そのほかの細胞は緑色に染色される．

がほとんどなく，患者の負担が少ないという最大の利点がある．

2．細胞の採取

　口腔粘膜病変に対する細胞診では，綿棒，ブラシ，鋭匙などを用いて疑わしい部位の粘膜を擦ることによって細胞を採取することができる．

　通常，採取した細胞をプレパラート上に擦りつけ，専用の固定液にてプレパラートごと浸漬固定するか，スプレー式のコーティング剤にて固定を行う．その後，臨床検査室あるいは検査機関に送付し，検査機関では，パパニコロウ染色を施した後に検鏡，判定する．

　Thinlayer法は採取に用いた綿棒やブラシをそのまま専用固定液に入れ，検査機関に送付するのみである（図4-9）．検査機関において，固定液ごと遠心分離し，診断に重要となる沈渣物を特殊な加工を施されたプレパラート上に吸着させる．

　このThinlayer法はスライドグラスの表面を＋に荷電させたり，遠心分離や専用のチャンバーが必要であるなど，検査室での操作はやや煩雑となるが，採取器具を固定液中にそのまま切り離すため操作が簡単で，塗沫に対する熟練を必要とせずに，採取された細胞のほとんどすべてを回収することができる．さらに，感染症のリスクが少なくなることが利点として挙げられチェアーサイドでの操作は簡便でかつ，確実な細胞採取を行うことができる．また，従来の方法では，採取器具上の細胞がスライドグラスにすべて塗沫されるわけではなく，80％以上が廃棄されてしまうと言われている．

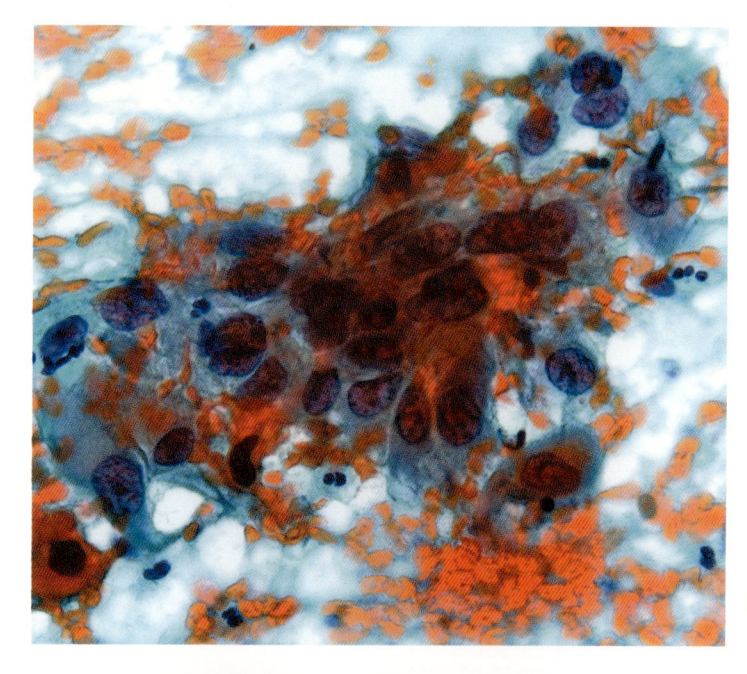

図4-10b　癌細胞．大小不同で，核／細胞質比が大きく，核小体腫大などの異型性が強い．

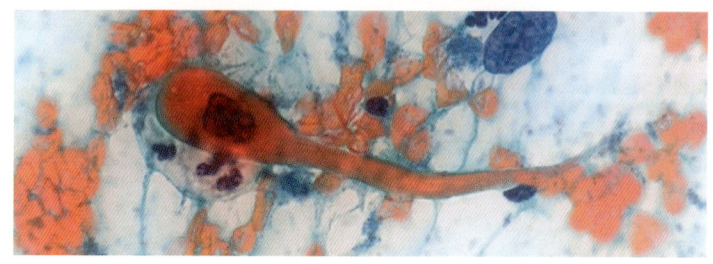

図4-10c　時としてオタマジャクシ様の歪んだ細胞も見られる．

　これと比較して，Thinlayer法では，採取された細胞のほとんどすべてを検鏡することが可能であることも重要な点である．

3．細胞診の診断

　細胞診は，主に①細胞集塊の形状，②ひとつの細胞の形態，③細胞の染色性，④腫瘍細胞と間質細胞・組織の関係を観察することにより，採取された細胞の悪性度を表4-1に示す5段階で評価する．

　図4-10aに示すように正常な口腔粘膜上皮において表層の角化細胞はオレンジ色に染色され，青色に染色された細胞は基底側寄りの角化細胞である．どの細胞の核も類円形で，同じような大きさである．一方，癌細胞は細胞の大きさが大小不同で，核の形態が歪んで，核／細胞質比が大きく，核小体腫大などの細胞異型が著明である（図4-10b）．

時に変形が著明な細胞質形態を伴うものも見られる（図4-10c）．

　また，ヘルペス感染細胞（図4-11a）やカンジダ（図4-11b）が検出されることもある．

VI．直接口腔内の病変を染める鑑別

1．生体染色法

　生体染色法とは，生体に各種の色素剤を散布し，反応する色調の変化を観察する方法を言う．細胞診と同様に診療所で行う個別検診で病変の見分けがつかない時，あるいは口腔癌と診断された後に，その病変の範囲を識別するのに有効な検査である．

　早期癌の発見に応用する場合，癌の部分と周囲健常部の境界にコントラストを付与し，肉眼で確認しやすくするものである．よく用いられる分野として

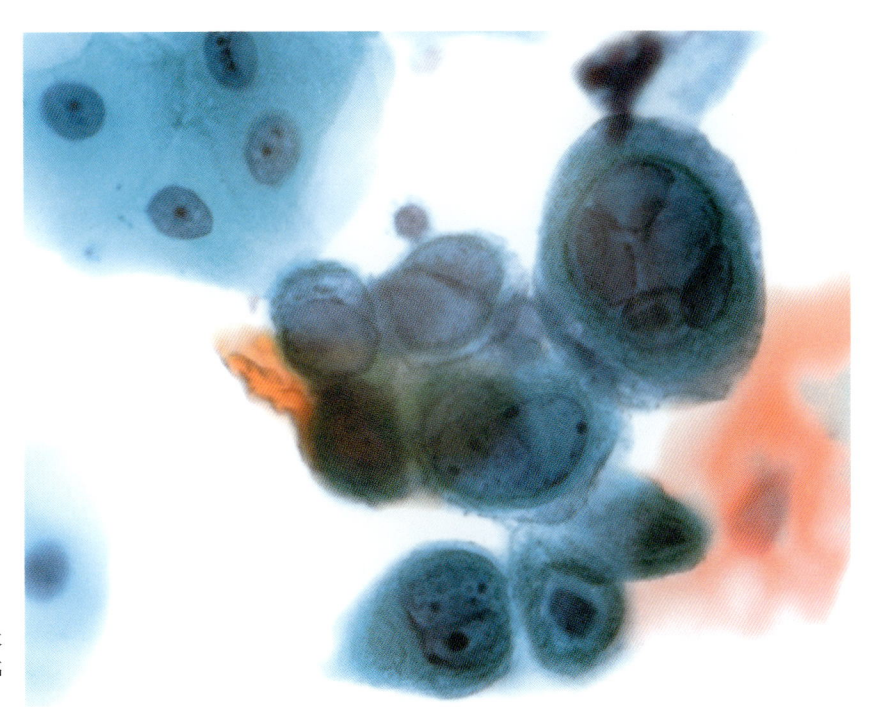

図 4-11a　ヘルペス感染細胞（東京歯科大学・才籐純一臨床検査技師長，仙波利寿臨床検査技師より提供）．

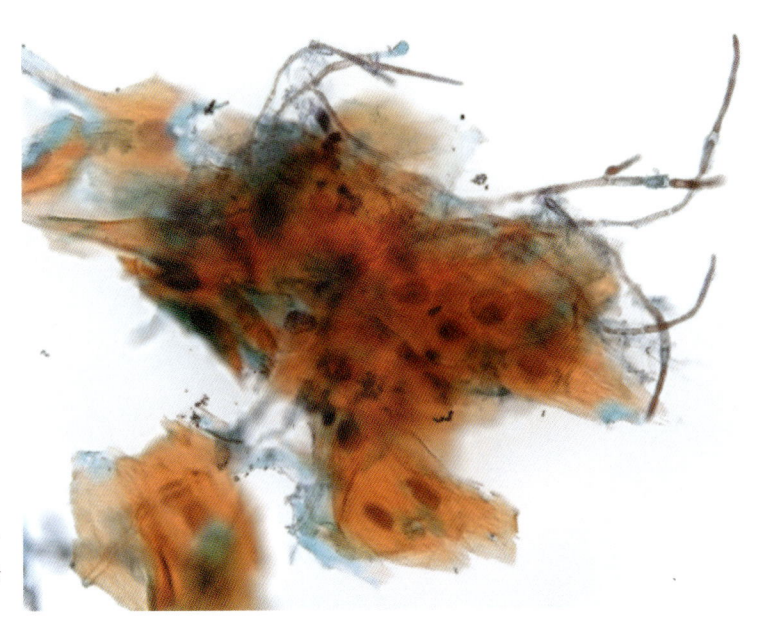

図 4-11b　カンジダ症（東京歯科大学・才籐純一臨床検査技師長，仙波利寿臨床検査技師より提供）．

食道領域が挙げられる．

　現在，内視鏡による上部消化管検査で早期食道癌が疑われる場合に，ヨード法（ルゴール法）による不染部の描出が不可欠となっている．では口腔領域ではどうであろうか．

　口腔癌に生体染色法を応用する試みは古くより行われていたが[1]，口腔は食道と異なり，直視できるため以前はあまり関心がなかったようである．

　しかし，口腔癌の早期発見が叫ばれている現在，いかに直視できようとも，微細な粘膜の変化を肉眼

71

第4章

表4-2 現在口腔内で使われている生体染色法

生体染色法	特徴
ヨード生体染色法	正常粘膜の部分が黒褐色に染色され，病変が染色されずに浮き上がって見える
トルイジンブルー生体染色法	正常粘膜上皮は染色されず，発癌している部分を濃く青紫色に染色する

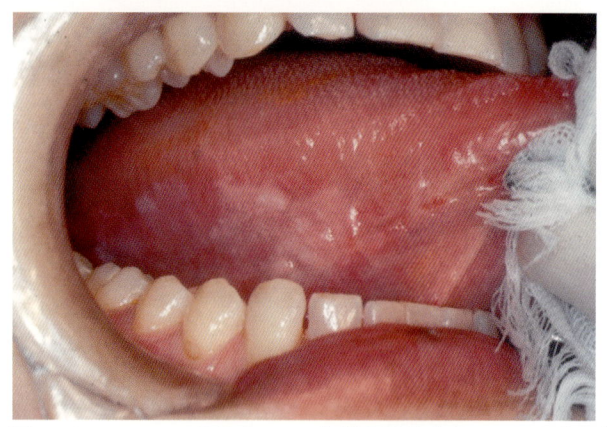

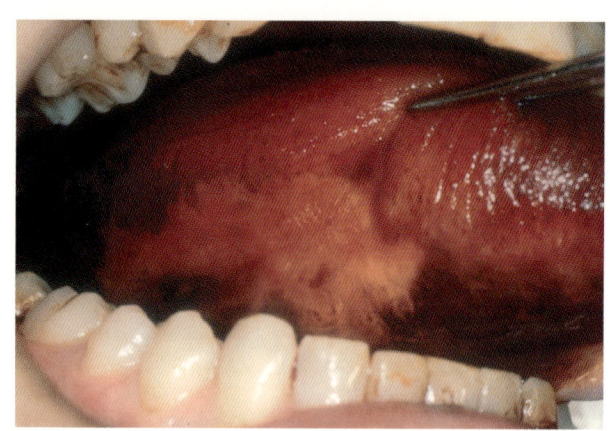

図4-12a，b ヨード染色．a：右側舌縁部舌癌．ヨード生体染色前．b：ヨード染色施行後．

表4-3 ヨード染色部と不染色部の違い

対象部位	特徴
ヨード染色部	ヨード・グリコーゲン呈色反応により黒褐色
ヨード不染色部	悪性病変（癌・異形上皮）／歯肉，硬口蓋の正常粘膜／幼弱な再生上皮，炎症性病変

だけを頼りに発見，同定するのは困難であると言わざるをえない．そこで最近，種々の色素剤を用いた口腔早期癌の補助的診断法が行われている．

　生体染色法の大きな利点は，非侵襲的で細胞診や組織診のように腫瘍の拡大や転移の誘発などの危険がないことにある．また繰り返し行うことができ，チェアーサイドで結論が得られる大変有用な方法として注目されている．

　現在，主として口腔領域で使われている色素剤はヨードとトルイジンブルーである（表4-2）．

2．ヨード生体染色
a．ヨード生体染色とは

　ヨードは褐色調の液体であり，殺菌効果がある．口腔粘膜にヨードを拭掃した場合，通常観察では，病変の範囲がはっきりしないのに対し，正常粘膜の部分が黒褐色に変色し，病変が浮き上がって見える（図4-12a，b）．

b．ヨード生体染色の原理

　口腔粘膜は重層扁平上皮であり，上皮内にはグリコーゲン顆粒が存在する．この顆粒がヨードと反応し（ヨード・グリコーゲン呈色反応），粘膜上皮は黒褐色を呈する．

　しかし癌や異形上皮では，顆粒細胞層のグリコーゲンの含有量が少ないため不染部を形成する．ただし，ヨード不染を示すものは，悪性病変だけでなく，歯肉や硬口蓋などの骨に裏装された上皮の非薄な部

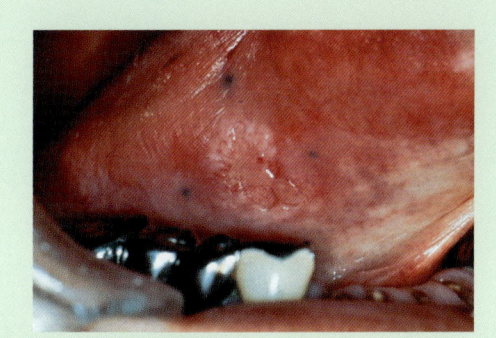

図4-13a　右側舌縁部舌癌.

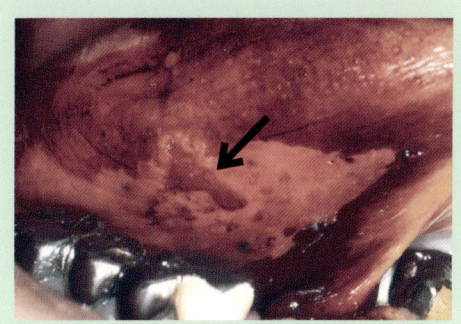

図4-13b　ヨード染色後，癌周囲に不染部が広がっている．癌の部分は凹凸があり，物理的にヨードが停滞している（矢印）

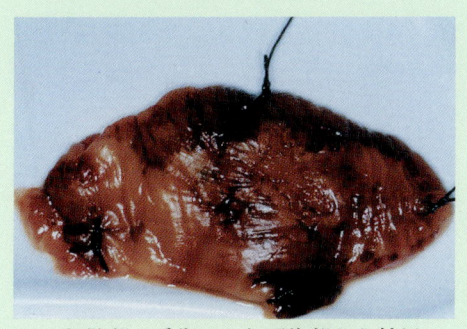

図4-13c　切除部．手術により不染部から外側2 mmをマージンとして切除する．

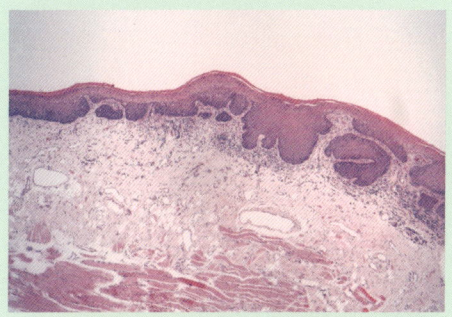

図4-13d　不染部のH-E染色．中等度から高度の上皮異形を認める．

分や幼弱な再生上皮（抜歯窩の治癒過程）なども染色されない（表4-3）.

したがって，歯肉や硬口蓋の病変はヨード生体染色の対象からはずされている.

c．ヨード生体染色の適応と対象

対象となる部位は舌，口底，頬粘膜，軟口蓋である．そして凹凸の少ない表在性の病変にもっとも適している．これに対して，一見してすぐに癌とわかるような大きな深い潰瘍を伴う進行癌では，物理的にヨードがたまり，洗浄されにくく，ヨード不染部として現れにくい.

またヨードは正常口腔粘膜上皮には軽度の刺激を与えるにすぎないが，びらん，潰瘍の部位には強い刺激性を示し，疼痛などの不快症状を引き起こす.

さらに，ヨードが体内に吸収された場合，正常者に対する使用においては，臨床上，特に問題はないが，ヨード過敏症や甲状腺機能亢進症のある場合は禁忌である.

現在，われわれが臨床でヨード染色を行うのは，以下の場合である.

①口腔癌や異形上皮の検出

スクリーニングとして使用する．すなわち，診断がつきにくい病変や，癌の可能性を考える病変の臨床診断の補助として用い，不染部が現れれば，微小癌や異形上皮である可能性が高いため，専門医へ紹介する.

②切除範囲の決定

口腔癌周囲に広がる異形上皮の範囲を描出し，切除域の決定に用いる（図4-13a～d）．肉眼的には異形

第4章

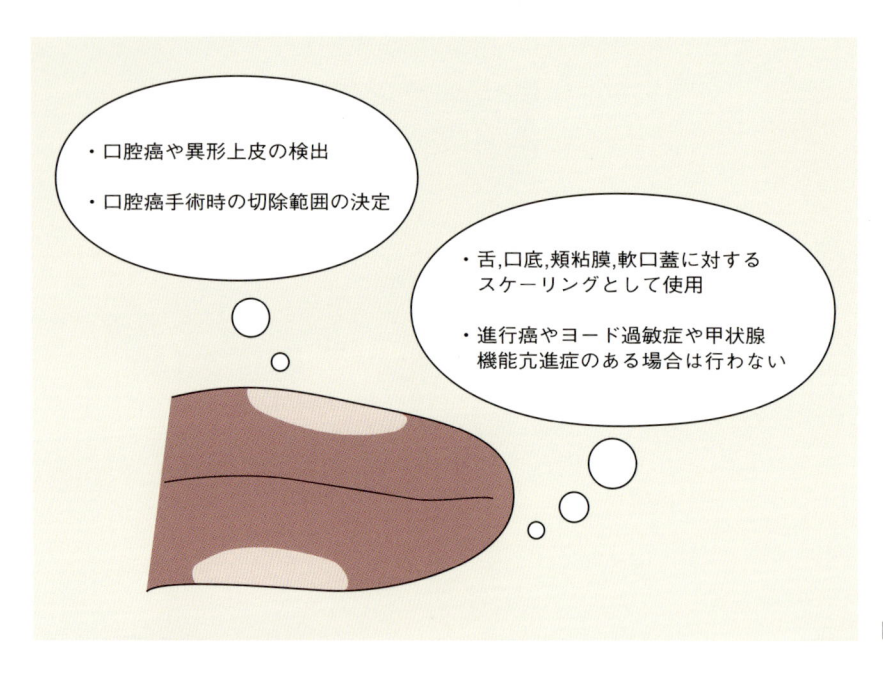

図4-14 ヨード染色の使用目的.

表4-4 染色手順

ヨード染色法の手順	1. 水または生理食塩水で洗浄 2. エアーで乾燥 3. ヨード染色液の塗布 4. 水または生理食塩水で洗浄 5. 乾燥 6. 粘膜観察
3%ヨード染色の処方	ヨウ素(局方品):0.5 g ヨウ化カリウム(局方品):30.0 g 滅菌精製水(局方品):全量 500 ml
調整法	500 mlメスシリンダーにヨウ化カリウムを量り取り,適量の滅菌精製水で溶解する.これにヨウ素を加え溶けるまでよく撹拌する.滅菌精製水を加え全量とし,綿栓濾過する.
保存方法	遮光気密容器に入れ,室温保存
使用期限	調整後6ヵ月

上皮の範囲は捉えにくく,これらを癌切除時に取り残してしまうと,再発や二次性癌発生の原因となる.

したがって,癌化の可能性のある病変まで含めて切除するためにヨード染色がきわめて有効である(図4-14).

d. 染色手順(表4-4)

ヨード染色液は通常1.2～3%の濃度に調整して用いる.筆者らの場合は,もっとも染色性の高い3%ヨード液を使用している.

初めに,水あるいは生理食塩水で十分にうがいをしてもらう.この際,食物残渣や目立った汚染物は完全に取り除く必要がある.

そして患部を中心にエアーをかけ,十分に唾液を排除し,乾燥させる.次にヨード染色液を綿球に浸漬し広く塗布する.この際,強く擦ると上皮が剥離するため軽くタッピングしながら広げていくことがコツである.

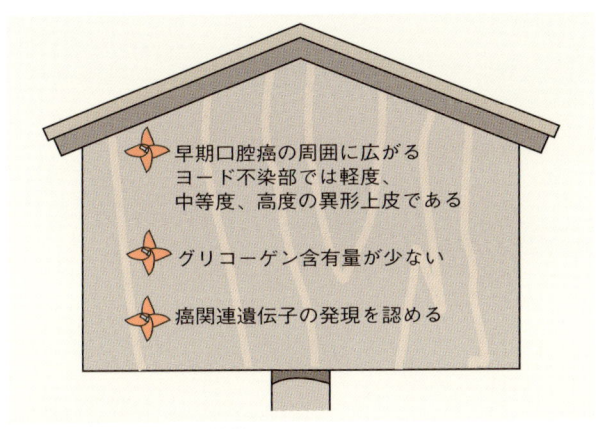

図4-15 異形上皮の特徴.

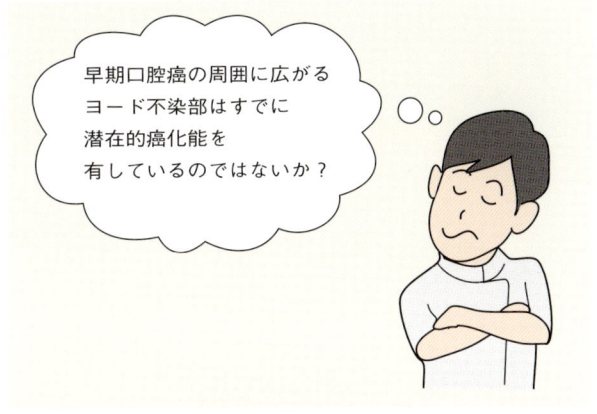

図4-16 ヨード不染部を切除する理由.

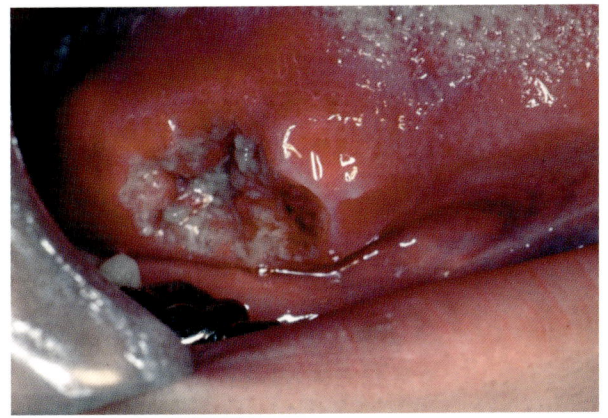

図4-17a 右側舌縁部舌癌．トルイジンブルー染色施行前（東京歯科大学水道橋病院口腔健康臨床科学講座・高野正行先生の好意による）．

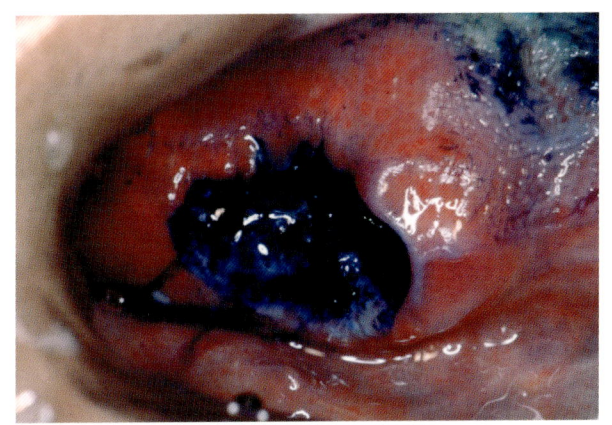

図4-17b トルイジンブルー染色施行後（東京歯科大学水道橋病院口腔健康臨床科学講座・高野正行先生の好意による）．

続いて，水あるいは生理食塩水でよく洗浄（うがい）をする．そして余分な水分をバキュームで吸引後観察をする．ヨードは大変刺激が強く，咽頭に流れると強いむせを生じてしまうため，必要最小限の使用にとどめる．

通常，ヨードは唾液によって洗い流され，数分で染色性が失われるため，観察後はそのままで良い．早期の脱色が必要な場合はチオ硫酸ナトリウム（商品名：ハイポエタノール）を塗布する．

1.2％のルゴール液（JG）を用いる場合もある．これは3％ヨード液と比べ刺激が少なく，患者への負担は軽いが，染色性に劣る．何層か塗布を繰り返し，粘膜の染色の程度に十分慣れておく必要がある．

e．ヨード不染部をどのように考えるか

早期口腔癌に広がるヨード不染部を病理組織学的に解析するとすべて軽度，中等度，高度の異形上皮として認められた[2]．

またPAS染色（細胞内にグリコーゲンが存在すれば陽性と判断される）を行ったところ，異形上皮が軽度から高度に移るにつれPAS陽性率が低下した．

つまり癌化までは至っていないが，もっとも癌に近い組織像を持つ高度の異形上皮は軽度，中等度に比べ組織内のグリコーゲンが減少し，よりヨード不染として現れやすいことが挙げられる．

またヨード不染部の癌関連遺伝子の発現を解析したところ，p53，PCNA，テロメア酵素の活性値が減少し，不染部の異形上皮は，すでに過剰増殖の性

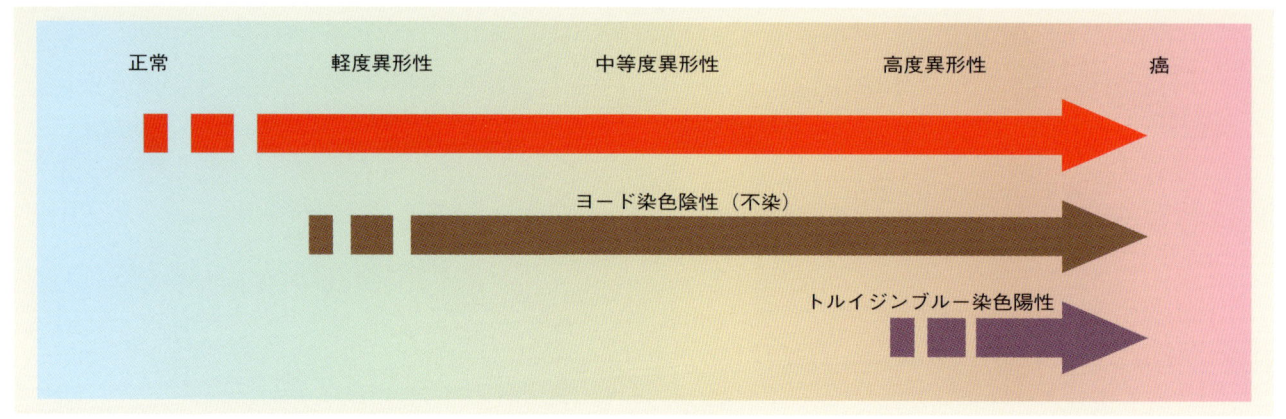

図 4-18　トルイジンブルー濃染部の発現レベル(参考文献 5 より引用・改変).

表 4-5　トルイジンブルー染色

淡染部	高度異形上皮
濃染部	癌

格を十分に兼ね備え，分子生物学的に癌に近い性格を有している結果となった[3](図 4-15).

現在，筆者らは，舌癌，口底癌，頰粘膜癌の早期癌においては，必ずヨード染色を併用している．その際，ヨード不染部の外側 2 mm をマージンとして切除している．

東京歯科大学千葉病院口腔外科で 1992 年から 2002 年の 10 年間にヨード染色を併用して切除した Stage I 〜 II の舌癌患者 308 例と 1981 年から 1991 年の 10 年間にヨード染色を行わずに切除した Stage I 〜 II の舌癌患者 117 名の 5 年生存率を比較した[4].

その結果，ヨード染色群の 5 年生存率が，95％であったのに対し，ヨード非染色群が，87％と低い結果となり，ヨード不染部を確実に切除する必要があると考えられた(図 4-16).

3．トルイジンブルー生体染色
a．トルイジンブルーの染色部で何がわかるのか

トルイジンブルー染色液は青紫色の液体で，口腔粘膜に応用した場合，正常な粘膜上皮は染色されずに露出した腫瘍組織や異形上皮の細胞をメタクロマジー(異染色性)によって染め分ける．

トルイジンブルーは発癌している部分に濃く青紫色に染色され，異形上皮には淡染する(図 4-17a，b).

すなわち，ヨード不染部は口腔前癌病変が癌化に至るプロセスで，異形上皮が中等度から高度の段階で発現するのに対し，トルイジンブルー濃染部は高度から発癌の段階で発現するものと考える(図 4-18).

したがってトルイジンブルー染色は，すでに欧米では商品化されているが，日本でも将来，口腔癌検診や一般歯科臨床などで口腔癌の発見に応用される可能性がある．

b．トルイジンブルーの染色の適応と対象

トルイジンブルーはヨード染色と異なり，口腔粘膜のすべてに応用できる．

しかし，しばしば進行癌に見られるような凹凸部では，よく脱色して物理的停滞による偽陽性の判定を避けるよう注意しなければならない．

注意すべき点は，わずかに酸味，苦味などの刺激

表 4-6 染色手順

トルイジンブルーの染色法の手順	1. 水または生理食塩水で洗浄 2. 1%酢酸を綿球で塗布し，前処理する 3. 乾燥 4. 0.5%トルイジンブルー染色液を綿球で塗布する 5. その上から1%酢酸で脱色する 6. 粘膜観察
0.5%トルイジンブルー染色の処方	トルイジンブルー(局方品)：0.25 g 滅菌精製水(局方品)：全量 500 ml
調整法	500 ml メスシリンダーにトルイジンブルーを量り取り，滅菌精製水を加え全量とし混和調整する．3〜6ヵ月後の染色液が良好な染色性を示す
保存方法	遮光気密容器に入れ，室温保存

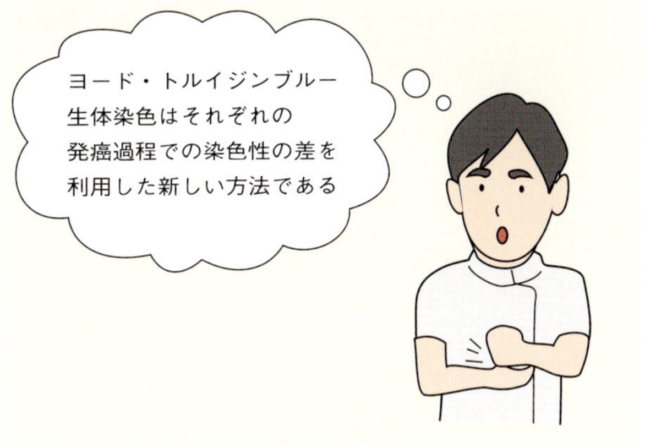

図 4-19 ヨード・トルイジンブルーとは．

(吹き出し: ヨード・トルイジンブルー生体染色はそれぞれの発癌過程での染色性の差を利用した新しい方法である)

があることや，色素による衣服の汚染の危険性などが挙げられる(表 4-5)．

c. トルイジンブルーの染色手順

筆者らの教室では 0.5%トルイジンブルー染色液を用いている．水あるいは生理食塩水でよくうがいをしてもらう．

その後，前処理として 1%酢酸を綿球で塗布する．エアーでよく乾燥した後，0.5%トルイジンブルー染色液を綿球で塗布する．最後に 1%酢酸で脱色した後に粘膜観察を行う(表 4-6)．

4. ヨード・トルイジンブルー生体染色

最近，高野らによって確立された新しい生体染色法である[5]．この方法はヨード不染部とトルイジンブルー染色部のそれぞれの発癌過程での染色性の差を利用した方法である(図 4-19)．

すなわち，ヨード染色により癌とその周囲の異形上皮を描出して，病変の範囲を確定した後に，いったん脱色して，さらにトルイジンブルー染色を施し，発癌している部分だけを明確に染め分ける方法である．

染色手技と結果の判定には，多少の慣れが必要だが，今後多くの症例に用いれば，病期分類の確定や診断に有用であると思われる(図 4-19)．

生体染色は未だ不明な点も多く，染色だけで癌あるいは異形上皮であるという確固たる診断を下すまでには至っていない．

しかし，最初に行うスクリーニングテストとしては大変有用な方法であり，今後ますますの応用が期待される．

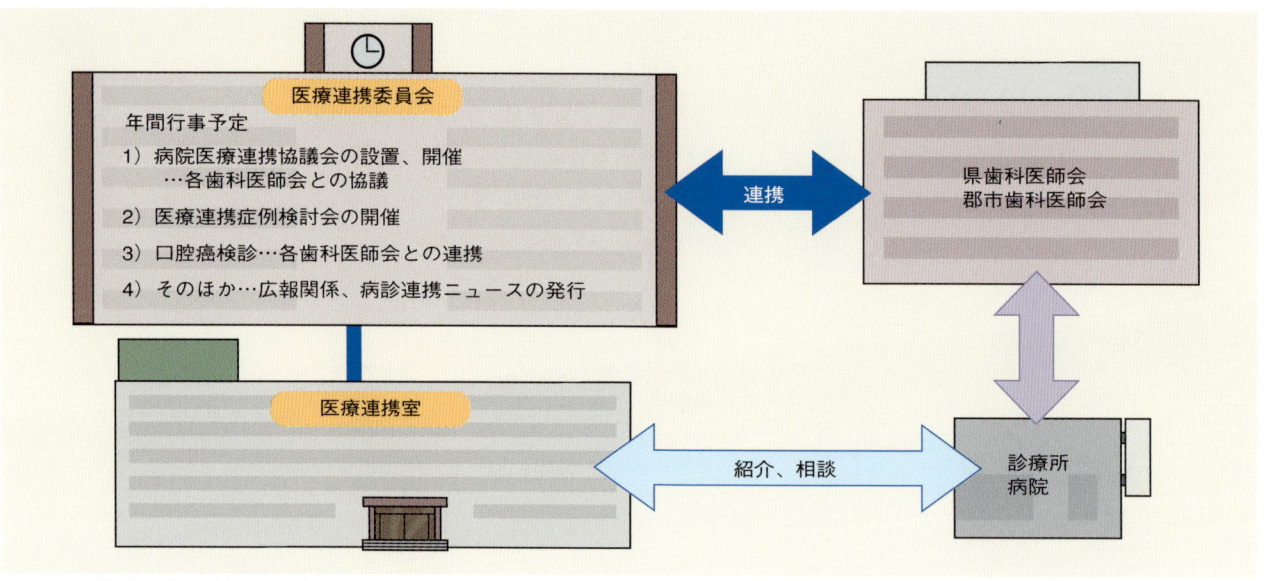

図4-20 歯科大学と病院の医療連携.

VII. 支援医療機関の支援体制

1. 集団検診はどう訴えて，どう運用するかを考える

ここでは支援医療機関の協力の必要性について，筆者らの所属する東京歯科大学の支援体制を例に挙げて述べる（図4-20）．

東京歯科大学は先人の努力により周囲医療機関や歯科医師会と協力し，各種の医療連携事業につながるさまざまなアプローチを行い，かなり充実した体制を構築しつつある．

この医療連携室の基本方針の中には，「口腔癌検診の協力と普及」が組み入れられている．したがって医療連携室の中には口腔癌検診部門が設置され，口腔外科が担当するように構成されている．

現在，住民の集団検診は自治体からの要請で行っている地域もあるが，多くは地域歯科医師会と大学が中心となり，地域の自治体に働きかけながら行っていると思われる．

筆者らの場合，検診に際しては，大学から口腔癌検診部門の医員を派遣し，口腔の前癌病変，前癌状態を含めた粘膜病変を全員が同様の手順と方法ですべてチェックし，地域歯科医師会と協議したうえで，病変の確認された受診者を大学病院で精査，治療する体制となっている．

なお，この結果は大学で年度ごとに集計して，歯科医師会ならびに行政に報告，発表している．

また，市民への口腔癌予防の啓発や受診者の拡大のため，年1回は市民フォーラムや大学祭を利用して講演会活動を行っている．

さらに，県下の歯科医師会を中心に口腔癌に対する予防，診断などの内容で積極的な歯科医師側への研修活動も行っている．

すべての癌検診において，「スクリーニング後，要精検者が確実に二次医療機関で検査を受けて，さらに治療にバトンタッチされるスムースな連携」が確立されて，その精度の向上がある．

千葉県下でも，住民の集団検診を行っているのは，本学のある千葉市を中心に，まだ一部の地域にすぎない．地域歯科医師会および自治体と協力して，集団検診事業を行うには，このような地域支援病院の後方支援が必要である．

2. 個別検診を支えるのは歯科医師の意欲

集団検診の場合には口腔癌検診部門が検診を行うが，個人検診では診療所を持つ歯科医師がこれを担当することになる．

現在，大学の口腔癌検診部門は，近隣の千葉市歯科医師会と「口腔がん検診モデル事業」を行っている．

これは不特定多数の高危険群が受診することの多い歯科医院をターゲットにしたものであり，住民の集団検診で漏れた口腔癌患者のスクリーニングを歯科医院で行おうとするものである．

事業内容は，歯科医師会会員の中で検診事業参加者に対する講習会の開催，地域住民に対する広報活動，口腔癌検診希望者に対する検診協力医の紹介，細胞診の判定，要精検者の受け入れ体制の確立などから成っている．このような事業は，ほかの地域でも行われつつある．

個別検診の予想される効果としては，地域住民の口腔癌に対する関心度の上昇と歯科医師の口腔癌に関する知識と診断能力の向上などが挙げられる．

歯科診療所で行う個別検診は広報活動による受診者の確保もさることながら，歯科医師に対する講習会の反復と継続が重要で，地域支援病院としても並々ならぬ努力が必要であり，また診療所の歯科医師の積極的参加と向上心も必要となる．

VIII. 検診事業の総括と評価

1. 行政との協力をどう確保するか

今まで述べてきたような方法で，集団での口腔癌検診は行うことができる．しかし，各地域の特徴があるので，筆者らが述べてきた方法を各地域の状況に合わせて運営できるように，調整することが必要である．

例えば，大都市部のオフィス街の勤務者を主な患者層とする地域と周辺の住民を主な患者層とする地域の歯科医師会とでは，その取り組み方は大きく違ってくると思われる．

また，運営に際して，歯科医師会の会員数によっても，その事業展開に差が出てくる．もっとも影響を受けるのが行政の支援体制である．

厚生労働省の「健康日本21」で健康増進対策への予算が市町村単位の地方自治体に交付されるようになった．しかし，その用途の配分は自治体によって異なり，歯科衛生活動の重要性，必要性を日頃から行政に理解してもらうことが，経済的支援を受けるためにも非常に重要である．

口腔癌検診が胃癌，大腸癌，乳癌，子宮頸癌検診などのように「老人保健事業」など何らかの形で制度の中に取り入れられ，その予算の確保と運営が保健センターを軸にした行政の中で行われれば，理想的である．

口腔癌罹患の危険年齢齢を考えると，現在行われている歯周病の40歳以上の節目検診に合わせた個別検診で行うこともひとつの案である．

2. 口腔癌検診の評価はどのように行われるか

第1章でも述べたが，癌検診は継続して行い，検診により癌患者の発生に抑制効果が疫学的に認められて初めて社会的に評価される．

検診の有効性とは，その概略を述べると，検診を受けた人の中で，その検診が目的とした癌の死亡率が，検診を受けなかった人に比べて下がるか，どうかで判断される．

もっとも正確にその検診精度を知るためには「無作為対照比較試験（RCT）」という研究方法がある．これはある一定集団を無作為に2グループに分け，一方では検診を行い，他方では検診を行わないという方法で，グループの背景に違いがなければ検診の有効性を知ることができる．

こうした試験で有効性が検証されたものに乳癌検診の「マンモグラフィー」や大腸癌検診の「便潜血反応」がある．

したがって，その地域あるいは全体で定めた基準や方法によって継続的に行い，その結果を記録し，毎年評価することが重要である．

もし，同一の地域内で検診を受けた集団と受けなかった集団を抽出して，10年間追跡調査を行い，

表 4-7 癌検査の精度指標と定義

		スクリーニング検査で発見可能な癌		
		あり	なし	合計
スクリーニング検査	陽性	a	b	(a+b)
	陰性	c	d	(c+d)
	合計	(a+c)	(b+d)	(a+b+c+d)

感度(Sensitivity) = a／(a+c).
特異度(Specificity) = d／(b+d).
陽性反応的中度(Positive predictive value) = a／(a+b).
偽陰性率(False negative rate) = c／(a+c) = 1-Sensitivity.

口腔癌の発生状況について比較することができれば、理想的である．しかし，この調査は現在のように任意で地域ごとに行われている口腔癌検診ではきわめて難しい．

本書で述べてきたような検診の方法や記録様式を都道府県規模で標準化したうえで，このような調査を行い，近い将来に口腔癌検診の有効性が評価されることに期待したい．

3. 口腔癌検診の精度管理とは何か

癌検診の場合，スクリーニングの検査の精度とその後の精密検査の精度，さらには治療の精度など診断から治療までの精度が高くないと，良い検診にはならないし，これらの体制が整っていなければ検診を拡大，普及することはできない．

癌検診ではスクリーニングで，精密検査が必要になった人が精密検査を受けて，さらに必要な時は治療を受けて，初めて検診から治療へバトンタッチされるので，「検診→精密検査→治療」を受け入れてもらえるシステムづくりが肝心である．

癌検診の検査の精度指標には表4-7に示すように，スクリーニング検査によって集団の中で対象となる癌患者の何％を発見しているか（検査の精度）と，癌でない人を癌でないとする率（特異度），検査で陽性としたものの中で，どれだけ的中したか（陽性反応的中度）があるが，この中で，スクリーニング検査の精度を定量的に評価するうえで，もっとも重要なものは，感度である．

これら検診の精度は次に挙げるような要因によって影響を受ける．技術的要因として検診を担当する医師や歯科医師の検診技術を含めた診断能力，エックス線や超音波エコーなどの検診機器の使用の適正さ，精検施設の精度などがある．

また，実施主体側の要因として被検診者の抽出方法，検診受診率，精検受診率，事後管理などが挙げられる．

口腔癌検診は視診で行われると言っても過言ではない．たとえ細胞診をその際に行うにしても，腔内をグルッと擦過して細胞を採取してくる子宮頸癌の細胞診と異なり，口腔内の細胞診は狭い口腔の中からさらに小さい病変を見つけて，そこを擦過する必要がある．

したがって，検診を担当する歯科医師には口腔粘膜の異常を見極める目利きが必要とされ，この部分が，もっとも検診精度に与える影響が大きい要因と考える．

また，口腔から細胞診により細胞を擦過採取する時にも，できるだけ低侵襲で診断に値する細胞を採取してくる技術も必須である．

筆者らは前述したThinlayer法を用いることで，その技術的エラーの減少に努めている．このようなことから，口腔癌検診は歯科医師の中でも癌検診に必要な知識と技術のトレーニング積んだ者が検診業務を担当すべきである．

現在，集団検診では社団法人日本口腔外科学会の研修指定医療機関で修練を積んだ歯科医師が検診を

担当している場合が多い．

　しかし，検診の普及には歯科診療所において，個別検診も行うことができるようになるのが理想であり，いくつかの地域では，すでに実施されている．この場合には，いずれの地域でも事前に十分な口腔癌検診に関する研修会を歯学部，医学部や基幹病院の口腔外科の協力で行って実施している．

　検診を担当する一般歯科診療所の先生方は一定時間の癌検診に関する研修を受け，その後も繰り返して研修を行い，診断の目を鍛える生涯研修を受けていただくことが必須である．

　検診終了後には検診の主体となる施設が精検受診後の結果も含めて，データを広い範囲から集め，経年的に精度管理に必要なデータを集積，管理していく．

　検診精度に影響を及ぼしている負の要因を見つけたならば，その部分に改善の助言を行い検診の標準化に努めることで，口腔癌検診が信頼のおけるものに成長していくであろう．

参考文献

1. 鷲津邦夫，銘苅　清：生体染色による口腔癌の診断と治療．歯界展望．1971：38：429-432.
2. Keiko Yokoo, Hiroyasu Noma, Takashi Inoue, Sadamitsu Hashimoto, Masaki Shimono. : Cell proliferation and tumour suppressor gene expression in iodine unstained area surrounding oral squamous cell carcinoma. Oral & Maxillofacial Surgery. 2004：33：75-83.
3. Yasutomo Yajima, Hiroyasu Noma, Yoshitaka Furuya, Takeshi Nomura, Tomohiro Yamauchi, Kiyohiro Kasahara, Kenichi Hatada, Masayuki Takano. : Quantification of telomerase activity of regions unstained with Iodine solution that surround oral squamous cell carcinoma. Oral Oncology. 2004：40：314-320.
4. 矢島安朝，野間弘康，横尾恵子，山本信治，野村武史，笠原清弘，畑田憲一，高野正行，矢島安朝：舌癌 excisional biopsyにおけるヨード生体染色の有用性．日本口腔腫瘍学会雑誌．2001：2：272-277.
5. 高野正行，柿沢　卓，高崎義人，瀬田修一，野間弘康，矢島安朝，野村幸恵：ヨード・トルイジンブルー染色テストを用いた口腔前癌病変と早期癌の臨床分類．頭頸部腫瘍．2002：28：41-46.

第5章
口腔癌を予防していくには

癌の予防はそう単純ではない．国立がんセンターの提唱する「がんを防ぐための12ヵ条」はあらゆる癌の予防の指針となる

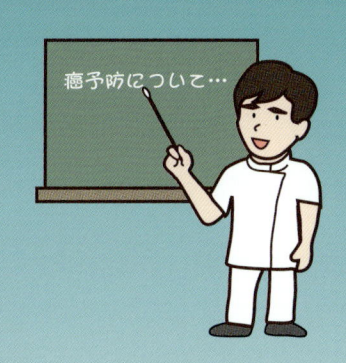

はじめに

　癌の予防は国家的な対策，そして集団としての対策，さらには個人としての対策と段階的に考える必要がある．

　われわれ歯科医師は，国民の口腔疾患の予防と健康増進を図る職務にある以上，口腔癌の予防についての基本的知識は必要である．本章では主として個人としての「口腔癌の予防」について解説したい．

　一般に予防は第一次，第二次，および第三次に分けられる．第一次予防とは健康問題の危険因子を減らしたり取り除いたりして，疾病の発病を防ぐことを意味する．

　続いて，第二次予防とは疾病の「早期発見」「早期治療」を行うことであり，癌検診などがこれに含まれる．そして第三次予防とは疾病を可能な限り重症化させずに早期に社会復帰させるためのリハビリを行ったり，再発を防ぐ予防法を言う．

　この中で個人としての癌の予防とは，癌の原因を明らかにし，これを未然に取り除くことにより，癌を発症させないという第一次予防の考え方である．したがって口腔癌の原因をすべて取り除くことができれば，必然的に癌の発生はなくなるはずである．

　しかし第2章で述べたようにヒトの口腔癌の発生は，他臓器癌と同様，多段階的でかつ多要因による

と考えられ，これを完全に予防することは不可能である．癌の原因については，過去に膨大な疫学研究や動物実験が行われ，多くの癌にかかわる因果関係が明らかにされてきた．

　この中には原因が単純化していたため，予防に成功したものもある．例えばB型肝炎やC型肝炎と肝臓癌の発生についてである．

　数十年前には原因不明であった肝臓癌が現在では，輸血や医療行為，性行為といった感染経路を解明したことにより，予防法が確立し，将来はおそらく減少するものと考えられている．

　このように正しい概念と知識さえあれば，癌の発生リスクをより減少させることは可能となる．しかし，生活に深く根ざした習慣や食物などを制限していくことはそう簡単ではない．

　図5-1・上図に国立がんセンターが提唱した「がんを防ぐための12ヵ条」を示す．これは同センターが過去の統計や実験データをもとに1978年に策定したものである．

　この12ヵ条を積極的に実行すれば，癌の約60％（禁煙で30％，食生活の工夫などでさらに30％）を予防することができると言われている．

　これらは口腔癌の治療を担うわれわれ歯科医師にとっても有益な情報であり，筆者らは患者の啓発を促すために日常臨床でよく用いている．

第5章

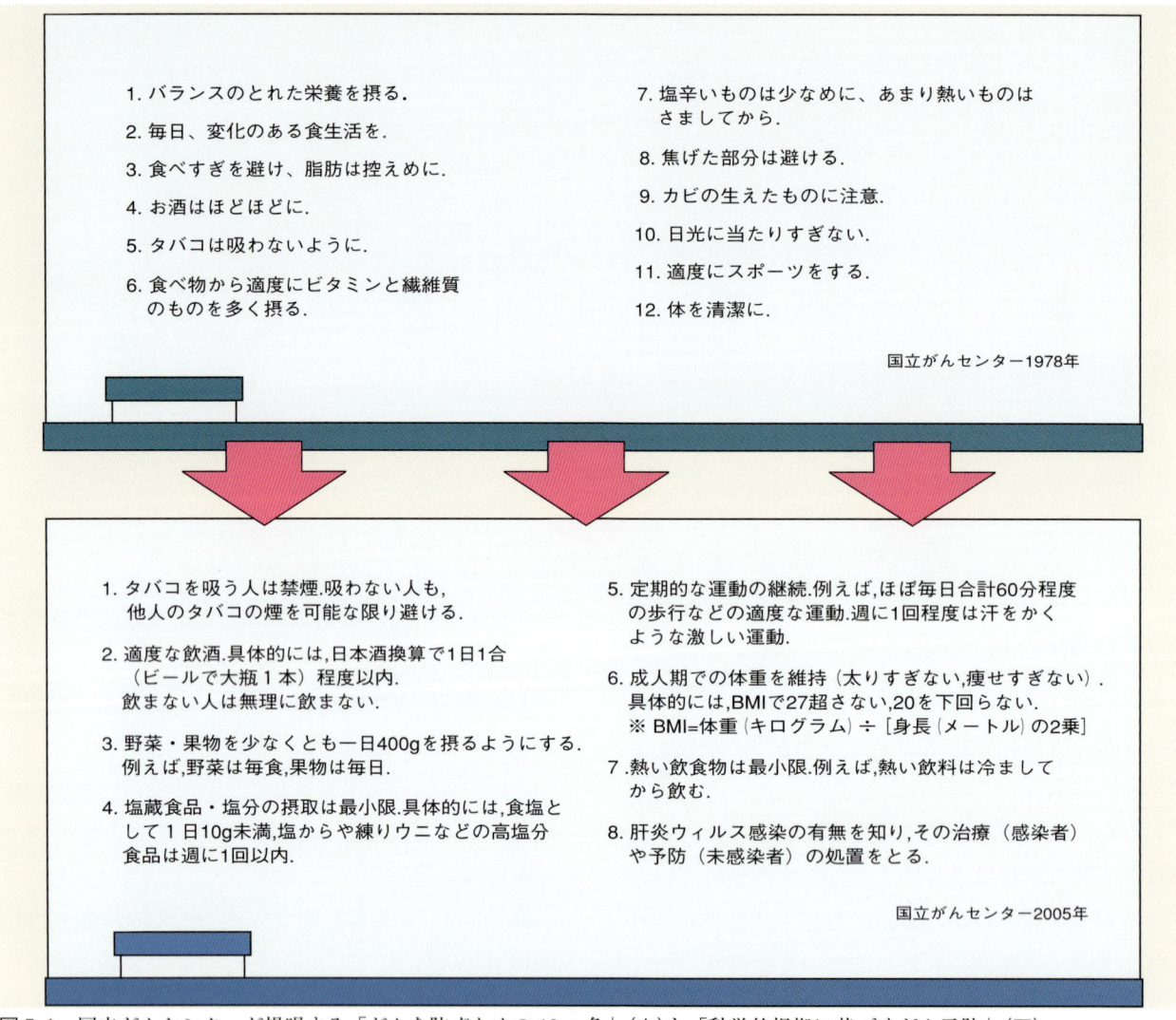

> 1. バランスのとれた栄養を摂る．
> 2. 毎日，変化のある食生活を．
> 3. 食べすぎを避け，脂肪は控えめに．
> 4. お酒はほどほどに．
> 5. タバコは吸わないように．
> 6. 食べ物から適度にビタミンと繊維質のものを多く摂る．
> 7. 塩辛いものは少なめに，あまり熱いものはさましてから．
> 8. 焦げた部分は避ける．
> 9. カビの生えたものに注意．
> 10. 日光に当たりすぎない．
> 11. 適度にスポーツをする．
> 12. 体を清潔に．
>
> 国立がんセンター1978年

> 1. タバコを吸う人は禁煙．吸わない人も，他人のタバコの煙を可能な限り避ける．
> 2. 適度な飲酒．具体的には，日本酒換算で1日1合（ビールで大瓶1本）程度以内．飲まない人は無理に飲まない．
> 3. 野菜・果物を少なくとも一日400gを摂るようにする．例えば，野菜は毎食，果物は毎日．
> 4. 塩蔵食品・塩分の摂取は最小限．具体的には，食塩として1日10g未満，塩からや練りウニなどの高塩分食品は週に1回以内．
> 5. 定期的な運動の継続．例えば，ほぼ毎日合計60分程度の歩行などの適度な運動．週に1回程度は汗をかくような激しい運動．
> 6. 成人期での体重を維持（太りすぎない，痩せすぎない）．具体的には，BMIで27超さない，20を下回らない．
> ※ BMI=体重（キログラム）÷［身長（メートル）の2乗］
> 7. 熱い飲食物は最小限．例えば，熱い飲料は冷ましてから飲む．
> 8. 肝炎ウィルス感染の有無を知り，その治療（感染者）や予防（未感染者）の処置をとる．
>
> 国立がんセンター2005年

図5-1　国立がんセンターが提唱する「がんを防ぐための12ヵ条」（上）と「科学的根拠に基づくがん予防」（下）．

また最近では，より具体的ながん予防の指針として，2005年に国立がんセンターより，「科学的根拠に基づくがん予防」が発表されている．

これは図5-1・下図に示すとおり，8ヵ条からなり，禁煙を最初に挙げていることや，具体的な数値目標を示していることで，より信頼性の高い予防法の確立を提唱している．

以上より，われわれ歯科医師は，この12ヵ条と8ヵ条を，口腔癌を含めたあらゆる癌の予防の指針として参考にすべきである．

I．さまざまな口腔癌のリスク因子

今までに口腔癌のリスク因子として報告されているものを図5-2にまとめた．昔から口腔癌の原因については多数の報告がある．しかし，疫学的あるいは実験的に証明されたものは意外と少ない．

基本的に口腔発癌は単一因子で発症する可能性がきわめて低く，いくつかの要因が重なって多段階的に発生するという考え方が広く認識されている．

1．喫煙

喫煙ほど明確に癌との因果関係が確立した因子は

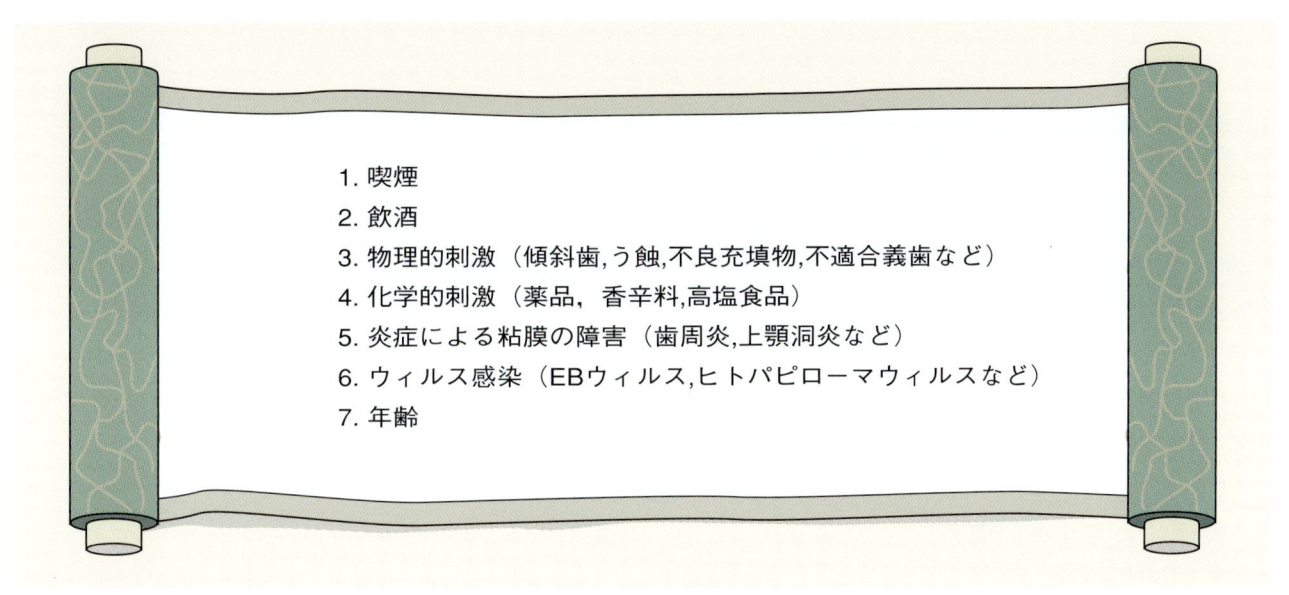

1. 喫煙
2. 飲酒
3. 物理的刺激（傾斜歯,う蝕,不良充填物,不適合義歯など）
4. 化学的刺激（薬品，香辛料,高塩食品）
5. 炎症による粘膜の障害（歯周炎,上顎洞炎など）
6. ウィルス感染（EBウィルス,ヒトパピローマウィルスなど）
7. 年齢

図5-2　口腔癌のリスク因子.

ない．極端な言い方をすれば，もはやタバコは人体のあらゆる疾患の敵と言えよう．

　口腔癌においても喫煙は，もっとも発癌との因果関係を認める嗜好品である．スリランカやインドでは全癌の約30％が口腔癌であるが，これは嚙みタバコ（Betel quid chewing）の習慣によるものと言われている．

　現在，日本では受動喫煙から能動喫煙の害まで報告されるようになり，社会的な禁煙の波が日本列島を襲っている．

　また近年，口腔癌の臨床，研究に従事する者が所属する日本癌学会，日本癌治療学会，日本頭頸部癌学会，日本口腔外科学会，日本口腔腫瘍学会において，相次いで禁煙宣言が採択され，日本国民の禁煙運動を推進している．

　モラルを守る以上，喫煙は個人の自由であり，この権利を奪うことはできない．しかし口腔癌の予防を考えるうえで，禁煙がもっとも大きな因子であることは言うまでもない．喫煙と口腔癌の関係については第Ⅱ項で詳細に述べる．

2．飲酒

　飲酒は喫煙と同様，口腔癌との因果関係が明らかにされている因子である．アルコール（＝エタノール）そのものに発癌性はない．しかしアルコールが間接的に発癌に関与していることは多くの研究から明らかになっている．

　また飲酒と喫煙の同時曝露による相乗効果も，しばしば問題にされている．飲酒と喫煙は口腔だけでなく咽頭，喉頭，食道，胃とすべてに同時に発癌因子の曝露を受けるため（field cancerization），重複癌の発生も問題となっている．

　筆者らの施設でも，全口腔癌患者の10.4％に上部消化管癌との重複癌を認めた[1]．飲酒と口腔癌の関係についても次の項で詳細に述べる．

3．物理的刺激

　物理的刺激として，傾斜歯，う蝕歯，不良充填物，不適合義歯などが挙げられる．これらが長期間放置されることにより擦過傷をくり返し，DNAの修復エラーが発生し，癌化するという考え方である．

　また温度差の激しい飲食品をつねに摂取する口腔内環境や口腔粘膜を傷つけやすい食物や器具の使用も考えられる．

　これらは日常臨床で，しばしば遭遇するところであるが，疫学的根拠に乏しく確たるEBMは存在し

ない.

4. 化学的刺激

化学的刺激としては，香辛料など粘膜に強い刺激を与えるもの，高塩食品，浸透圧の強い飲食品，酸味や，アルカリ分の強いもの，石灰などを含む嗜好品などが挙げられる.

また口腔内細菌の産生する毒素も化学的刺激として考えられている．しかし，物理的刺激と同様，確たるEBMは現在のところない．

5. 炎症による粘膜の傷害

多くの炎症性疾患は，アレルギーなどの免疫反応や炎症性サイトカインの発現が重要な役割を果たしている．

癌との関連では炎症性細胞の浸潤によりDNA損傷や増殖因子を供給することで，癌の増悪に寄与すると言われている．すなわち免疫担当細胞や炎症性サイトカインが癌細胞の増殖抑制に関与しているため，口腔領域では，歯周炎や慢性上顎洞炎が歯肉癌あるいは上顎癌（洞粘膜の発癌）に関与するとの報告もある[2].

しかし炎症性刺激が発癌の単一因子でないことは明らかで，おそらくほかの要因と複雑に絡み合いながら関係していると思われる.

6. ウィルス感染

ウィルス感染による発癌は，いくつか報告されている．例えば，B型肝炎ウィルスやC型肝炎ウィルスは肝癌を発症することで有名であるし，RNAウィルス（レトロウィルス）による成人T細胞白血病（ATL）の発症もよく知られている．

頭頸部領域ではHerpes virus群に属するEBウィルスがバーキットリンパ腫の原因となっている．これは地域特異性があり，アフリカで発症する疾患なので，日本ではまれである.

口腔領域では以前より，乳頭腫症の原因ウィルスであるヒトパピローマウィルスが口腔発癌に関与すると報告されている[3]．しかし実際は，口腔領域でウィルスに関与する発癌はきわめてまれと考えられる．

7. 年齢

近年日本では超高齢社会と出生率の低下に伴い，世界的にも類を見ない少子高齢化社会に突入した．口腔癌の好発年齢は50歳代以降と報告されているが，近年口腔癌が増加傾向にあるのは高齢者が増加したためであると考えられている．

筆者らの教室では50歳以上を口腔癌の発生のリスクが高くなる年齢として口腔癌検診の重要性を啓発している．

■ II．喫煙と飲酒はどれくらい口腔癌に影響するか

喫煙と飲酒が口腔癌の2大危険因子であることは第I項で述べた．したがって禁煙と禁酒がもっとも効果的な口腔癌の一次予防法である．

また，これらに加え不衛生な口腔や，不良補綴物の存在，さらに高齢者であれば，ハイリスクグループと考えられ，注意しなければならない．

喫煙と飲酒に関する疫学的研究は多い．フランスにIARC（世界癌研究機構）という組織がある．これはWHO（世界保健機構）の下部機関であり，世界の主要な癌の文献を統括している．

IARCは1988年に膨大な疫学調査の集計（メタアナリシス）を行い，喫煙と飲酒があらゆる癌の危険因子であると結論した[4]．したがって，喫煙と飲酒習慣をなくせば多くの癌の発生リスクを低下させることが可能であると述べている．現在これが国際的にもっとも信頼されているデータである．

先ほどの項で述べたように現在，日本では禁煙運動が盛んである．日本国民の喫煙率の低下は，将来，おそらく口腔癌の減少につながると思われる．

これに対して飲酒は日本において著しく消費量が増加しており，消費者は若年者にも拡大しているので，こちらについては早急にいろいろな対策を立てる必要がある．

喫煙に比べてアルコールに対する健康指導の運動

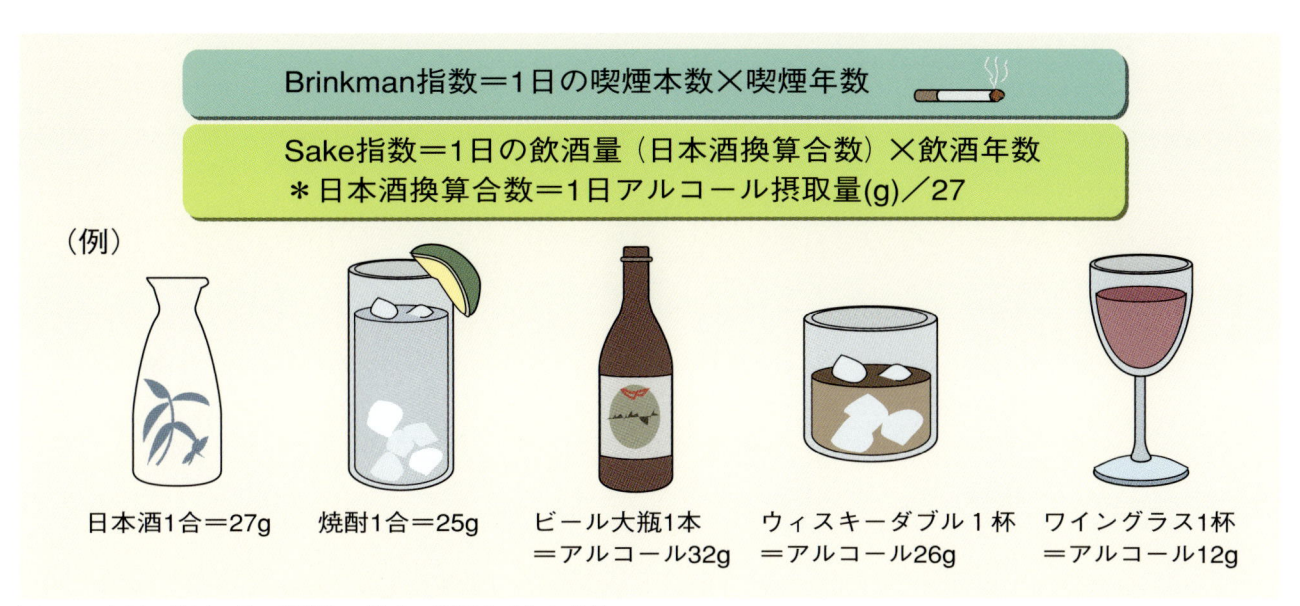

図5-3 喫煙，飲酒の量，期間と口腔癌の関係を表した指数．

Brinkman指数＝1日の喫煙本数×喫煙年数

Sake指数＝1日の飲酒量（日本酒換算合数）×飲酒年数
＊日本酒換算合数＝1日アルコール摂取量(g)／27

（例）
日本酒1合＝27g　焼酎1合＝25g　ビール大瓶1本＝アルコール32g　ウィスキーダブル1杯＝アルコール26g　ワイングラス1杯＝アルコール12g

は少なく，アルコール依存症を中心に行われているだけで，癌予防の面ではほとんど取り上げられていない．また，一合ぐらいであれば，循環器疾患のリスクを下げると言われ，奨励する方向にもある．

しかし，いったん飲み始めると大量に及ぶ人が多いだけにアルコール依存症や肝障害ばかりでなく，癌予防も加えた教育の必要性がある．

1．タバコの発癌性は明らか

喫煙と癌については，1900年半ば頃から多くの研究が行われ，タバコの煙に含まれる約4,000種類の化学物質の中に発癌過程でのイニシエーターおよびプロモーターとして作用する物質が多数存在することが明らかになっている[5]．

現在までに同定されている発癌に関与する物質は，ベンゾピレンやニトロサミン類を含む約40種類である．また喫煙に関係する癌は口腔癌，咽頭癌，喉頭癌，食道癌，胃癌，膵臓癌，肝臓癌，腎臓癌，膀胱癌，子宮癌である．

2．アルコールの発癌性も考えよう

タバコと異なり，アルコールの発癌機構は最近まで明らかでなかった．動物実験ではアルコールのみの投与で発癌したという報告はない．

しかし，IARCではアルコールの代謝産物であるアセトアルデヒドに発癌性があるとして，アルコールを発癌性物質として認定した[4]．

アルコールによる発癌のメカニズムは生体反応と関係し，直接ないし間接的に作用すると言われている．直接的には口腔内でアルコールが分解され，アセトアルデヒドが蓄積することによることが考えられる．

最近では口腔内常在菌が，アルコールをアセトアルデヒドに分解すると報告している[6]．また多くは，間接的に肝臓での代謝を介して広く全身にアセトアルデヒドが作用する．ほかにはタバコなどの発癌物質の溶媒として働いたり，肝臓の代謝機能の低下，免疫能の低下，栄養状態の低下などが挙げられている．

飲酒に関係する癌は口腔癌，咽頭癌，喉頭癌，食道癌，胃癌，肝臓癌，膵臓癌，肺癌，乳癌，前立腺癌，大腸癌，直腸癌である．

3．著者らの症例や対照研究から見た喫煙，飲酒のリスク

喫煙，飲酒は当然ながら，毎日摂取する量が多い

87

表 5-1　喫煙・飲酒における口腔癌の発生リスク

	オッズ比（95％信頼区間）
喫煙のみ毎日行っている人	2.5（1.1～5.6）
Brinkman 指数 1,000 以上のヘビースモーカー	4.3（1.6～11.5）
飲酒のみ毎日行っている人	4.5（2.5～8.1）
Sake 指数 60 以上の大酒家	10.4（3.6～29.4）
喫煙と飲酒両方の習慣を持つ人	4.8（1.8～13.0）

ほど，また嗜好年数が長いほど，発癌のリスクは増える．したがって，これらを加味した指数（インデックス）が重要な意味を持つ．

　喫煙，飲酒の量や期間と口腔癌の関係として，図 5-3 に示す指数が広く用いられている．

　筆者らは 1996 年から 2000 年にかけて東京歯科大学千葉病院口腔外科に受診した口腔癌患者 191 名と一般健常者 121 名に対して症例・対照研究を行った[7]．その結果を表 5-1 に示す．

　ただ喫煙するのみでは口腔癌の発生リスク（オッズ比）は 2.5 倍であったが，Brinkman 指数 1,000 以上（例：1 日 40 本の喫煙を 25 年間続ける）のヘビースモーカーでは 4.3 倍に上昇した．

　また飲酒のみの人では 4.5 倍であるのに対し，Sake 指数 60 以上（例：1 日日本酒 2 合の飲酒を 30 年間続ける）のヘビードリンカーでは 10.4 倍に上昇した．さらに喫煙と飲酒を両方嗜好している場合，発生リスクが 4.8 倍とそれぞれ単独よりも高い結果となった．

　すなわち Brinkman 指数 1,000 以上，Sake 指数 60 以上，喫煙，飲酒両習慣を持つものは特に口腔癌のハイリスクグループと考えられる．この結果は，ほかの疫学研究の結果とおおむね一致している．

　平山らは大規模なコホート調査を行い，喫煙よりも飲酒のほうが口腔発癌に寄与しており，さらに喫煙，飲酒両方の嗜好で相乗的に発生リスクが上がると報告した[8]．筆者らの調査でも飲酒による発生リスクのほうが高いようである．

　また飲酒について酒の種類と口腔癌の関係を調査したところ，ウィスキー，焼酎といった濃い酒は日本酒，ビールに比べ，口腔癌の発生リスクを増加させる結果となった．

　またタバコについての調査で，禁煙した場合その後 5 年以上経過すると肺癌のリスクが 50％まで低下するとの報告もある．

　以上より口腔癌の予防を考えた場合，禁煙，禁酒は言うに及ばず節煙や適量飲酒をした場合も，十分予防効果があると考えられる．

4．最近の分子生物学的研究レポートからも喫煙，飲酒のリスクは明らかに

　タバコの解毒酵素欠損者の喫煙，あるいはアルコールの解毒酵素欠損者の飲酒は口腔癌の発生リスクを上昇させる．タバコやアルコールは，それぞれ摂取することにより体内に蓄積し，やがては代謝，解毒される．近年，代謝酵素の遺伝的変異により個人の代謝能力に差があることが判明した．

　すなわち，同じ喫煙，飲酒をした場合でも，ヒトによって発癌物質の代謝，解毒能力に差があり，発癌リスクに影響が出るのではないかと推察される．

　筆者らは，タバコ中のベンゾピレンなどを解毒する酵素 Glutatione S-transferase M1（GSTM1）の遺伝的多型について，喫煙習慣を持つ口腔癌患者に対して解析した[9]．

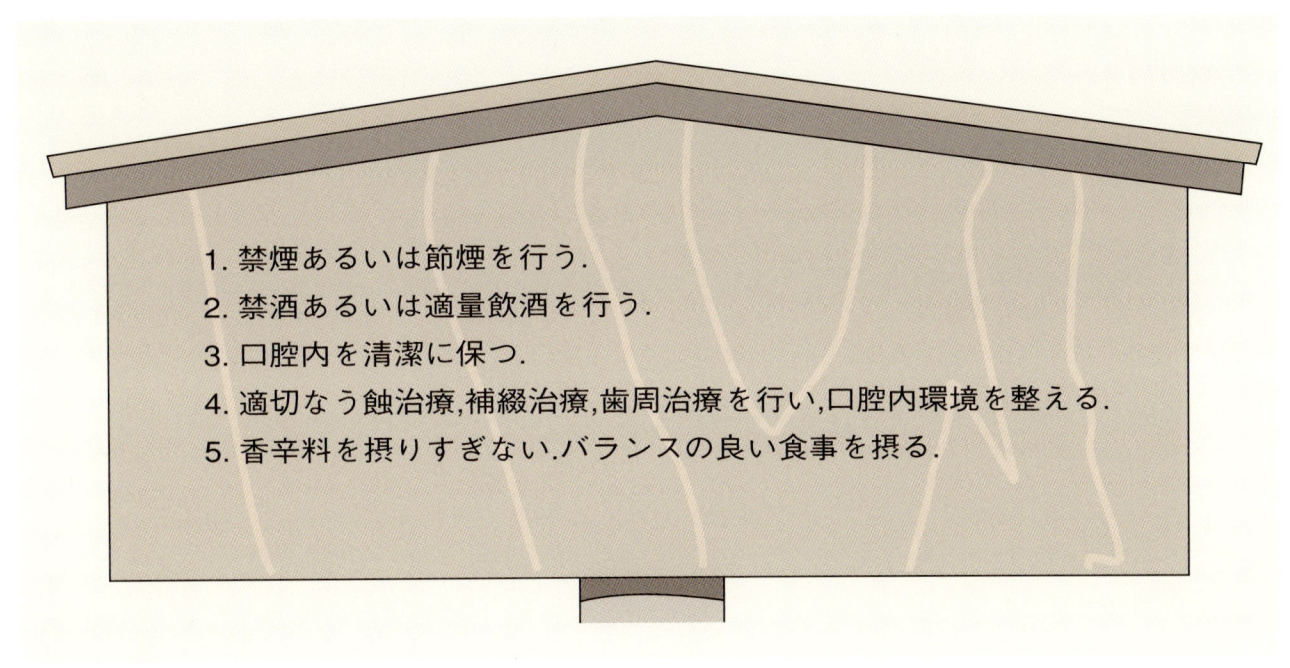

図5-4 口腔癌の予防法.

1. 禁煙あるいは節煙を行う.
2. 禁酒あるいは適量飲酒を行う.
3. 口腔内を清潔に保つ.
4. 適切なう蝕治療, 補綴治療, 歯周治療を行い, 口腔内環境を整える.
5. 香辛料を摂りすぎない. バランスの良い食事を摂る.

　その結果，GSTM1遺伝子に変異を認めた喫煙者における口腔癌の発生リスクは2.5倍であった．またアルコールの代謝産物であるアセトアルデヒドを解毒する酵素 Aldehyde dehydrogenase2（ALDH2）について飲酒習慣を持つ口腔癌患者に対して解析した．

　その結果 ALDH2 遺伝子の変異を認め（ヘテロの欠損者），さらに飲酒習慣を持つヒトの口腔癌の発生リスクは2.9倍であった．

　この結果から，個人ごとに代謝にかかわる遺伝子の型が異なるため，1人ひとり口腔癌のリスク因子が異なる可能性がある．

　例えば，Aさんの血液サンプルから遺伝的変異を解析することにより，Aさんは喫煙のリスクは少ないが，飲酒のリスクがきわめて高いといった具合に，遺伝子検査で個々の体にあった予防法を確立することができるかもしれない．

　今後の口腔癌における分子生物学的研究で新たなバイオマーカーの発見が期待され，オーダーメイドの新たな予防法として期待できる分野である．

Ⅲ．口腔癌の予防は歯科医師の重要な責務，「予防法」を患者に説明しよう

　以上より，現時点での口腔癌の予防法を図5-4にまとめた．筆者らは，この内容をパンフレットに載せて，患者に配布し，口腔癌の啓発に努めている．

　すなわち禁煙，禁酒がもっとも予防に効果的であるのは前項で述べた．また口腔内を清潔に保つことも重要であると思われる．さらに，う蝕治療，補綴治療，歯周治療を行い，口腔内環境を整えることも重要で，これらは歯科医師の責務であると考える．

　食生活でも香辛料を摂りすぎず，細菌などに汚染されず鮮度を保つための保存，管理，さらに調理も重要であり，よく噛むことも粘膜傷害を避けるうえで重要であると考える．そしてバランスの良い食事を心がけるよう栄養指導を行う必要がある．

　以上，口腔癌の予防の観点から，過去の報告を踏まえての所見を述べた．いずれにせよ口腔癌の予防システムの構築，国民への啓発は歯科医師の重要な責務のひとつであり，今後，積極的に取り組む必要があることを再度強調したい．

参考文献

1. Takeshi Nomura, Chihaya Tanaka, Tomohiro Yamauchi, Kenichi Hanaue, Kiyohiro Kasahara, Kenichi Hatada, Akira Katakura, Takashi Takaki, Yasutomo Yajima, Takahiko Shibahara, Hiroyasu Noma. : A clinical study of double cancers in patients with oral squamous cell carcinoma. Journal of the Korean association of oral and maxillofacial surgeons. 2003 : 29 : 278.
2. WYNDER EL, BROSS IJ, FELDMAN RM. : A study of the etiological factors in cancer of the mouth. Cancer. 1957 : 10 : 1300-1323.
3. Yeudall WA : Human papilloma viruses and oral neoplasia. Oral Oncol Eur J Cancer Res. 1993 : 53 : 4811-4816.
4. International Agency for Research on Cancer : Alcohol drinking. IARC Monographs on the Evaluation of the Carcinogenic Risks to Humans. 1988 : Vol 44 : IARC, Lyon.
5. 厚生省：喫煙と健康．第2版．東京：保険同人社．1995.
6. 野村武史，野間弘康，柴原孝彦：エタノール及びアセトアルデヒドの長期投与によるラット舌粘膜上皮の変化に関する病理組織学的研究．日本口腔外科学会雑誌．2000 : 46 : 317-329.
7. 神山　勲，生野貴裕，成田真人，野村武史，椎木さやか，片倉　朗，高野伸夫，柴原孝彦：口腔癌の危険因子―飲酒と喫煙について―．歯科学報．2005 : 105 : 446-452.
8. 平山　雄：アルコールと発癌．臨床成人病．1992 : 22 : 511-517.
9. Takeshi Nomura, Hiroyasu Noma, Takahiko Shibahara, Akira Yokoyama, Taro Muramatsu, Tai Ohmori. : Aldehyde dehydrogenase 2 and glutathione S-transferase M 1 polymorphisms inrelation to the risk for oral cancer in Japanese drinkers. Oral Oncol. 2000 : 36 : 42-46.

おわりに

　近年，歯科医療を取り巻く状況を俯瞰すると，あまりポジティブな話題はなく，保険制度や需要と供給バランスの崩壊など，将来を憂うことばかりが伝えられていますが，本当にそうでしょうか．

　歯科医学の軌跡を顧みると，う蝕，歯周病から始まり咬合，咀嚼，インプラントへ，さらに最近では摂食・嚥下，全身と咬合の関係，口腔内細菌と呼吸器・循環器感染症の関係，咀嚼や味覚と脳機能の関係など歯科は着実に臨床科学として進歩しています．そして，ここから得られた実績は治療から疾病予防，アンチエイジングへとわれわれを確実に新しい方向に導き，その新領域において歯科の職域を拡大しつつあると考えます．

　本書で述べた口腔癌などの粘膜疾患もまた同様です．食べることは健康維持・増進の基本であり，消化管の門戸である口腔を守備範囲とし，その口腔をもっとも熟知しているのは，われわれ歯科医師です．全国には医科のどの診療科よりも多い約8万人の歯科医師がいます．

　筆者らは本書の中で幾度となく述べてきましたが，口腔癌を早期に発見し，治療に導くシステムづくりは，これら第一線で臨床に携わっている歯科医師の力なくして築くことは不可能です．そこで本書によって，多くの臨床家の方々に口腔癌の早期発見の重要性をあらためて認識していただき，同時に国民に向けた口腔健康増進の一環としての「口腔癌検診」への関心と，その実際の取り組みを考えていただける契機を提供できたならば幸いです．

　最後に，永続的に口腔癌検診事業にご協力いただいている社団法人千葉市歯科医師会の先生方，ならびに執筆にご協力いただいた先生方に心から感謝の意を表します．

2007年4月
東京歯科大学 口腔外科学講座
片倉　朗

索引

あ
悪性細胞 …………………………………… 67
悪性腫瘍 …………………………………… 29
アポトーシス …………………………… 31, 32
アメリカ歯科医師会（ADA）………………… 24

い
異型細胞 …………………………………… 17
易出血性 …………………………………… 51
一次予防 ……………………………… 11, 18, 83
医療面接 …………………………………… 62
医療連携 …………………………………… 58
医療連携室 ………………………………… 78
飲酒 ………………………………………… 85

う
ウイルス …………………………………… 15

え
遠隔転移 …………………………………… 21

お
オーダーメイド医療 ………………………… 50

か
ガイドライン作成 …………………………… 24
潰瘍型 ……………………………………… 35
下顎歯肉 …………………………………… 15
下顎歯肉癌 ………………………………… 36
化学的要因 ………………………………… 15
かかりつけ歯科医 …………………………… 21
角化細胞 …………………………………… 17

か
ガドリニウム ……………………………… 46
噛みタバコ ………………………………… 15
カンジダ症 ………………………………… 40
患者ケア …………………………………… 21
癌腫 ………………………………………… 29
癌の告知 …………………………………… 48
がんを防ぐための12ヵ条 …………………… 83

き
基幹病院 …………………………………… 18
喫煙 ………………………………………… 84
逆紹介 ……………………………………… 54
臼後部 ……………………………………… 15
教育システム ……………………………… 25
行政 ………………………………………… 79
頬粘膜 ……………………………………… 15
頬粘膜癌 …………………………………… 36
局所再発 …………………………………… 21
記録方法 …………………………………… 27

け
啓発活動 ……………………………… 11, 25
頸部郭清術 ………………………………… 49
頸部リンパ節転移 …………………………… 21
血管腫 ……………………………………… 44
健康日本21 ………………………………… 79
検診ガイドライン …………………………… 27
検診システム ……………………………… 25
検診制度 …………………………………… 25
検診方法 …………………………………… 27

INDEX

こ

- 口蓋・口唇 …………………………………… 15
- 口腔・咽頭癌 ………………………………… 13
- 口腔癌検診システム ………………………… 27
- 口腔癌検診のガイドライン ………………… 64
- 口腔癌の予防 ………………………………… 83
- 口腔ケア ………………………………… 53, 54
- 口腔粘膜疾患 ……………… 21, 24, 25, 27
- 口腔粘膜疾患検診 …………………………… 26
- 硬結 …………………………………………… 51
- 硬口蓋癌 ……………………………………… 36
- 口唇癌 ………………………………… 14, 16, 37
- 厚生労働省 …………………………………… 11
- 厚生労働白書 ………………………………… 12
- 口底 …………………………………………… 15
- 口底癌 ………………………………… 14, 36
- 紅板症 ………………………………………… 38
- 高分化型 ………………………………… 33, 51
- 高齢化社会 …………………………………… 15
- 国際対癌連合（UICC : Union Internationale Contre Le Cancer） ……………………… 16
- 5年生存率 …………………………………… 18
- 個別検診 ………………………… 20, 21, 27, 58

さ

- 細菌 …………………………………………… 15
- 細胞異型 ……………………………………… 70
- 細胞診 ……………………… 27, 67, 68, 70
- 支えの医療 …………………………………… 54

し

- 歯科医師会 …………………………………… 27
- 事業検診 ……………………………………… 21
- 事業所歯科検診 ……………………………… 25
- 歯周疾患歯科検診 …………………………… 25
- 視診 …………………………………………… 64
- 死亡率 ……………………… 12, 19, 21, 23, 24, 25
- 重層扁平上皮 ………………………………… 29
- 集団検診 ………………………… 20, 21, 27, 57
- 州レベルの歯科医師会 ……………………… 24
- 手術療法 ……………………………………… 49
- 受診率 ………………………………………… 25
- 主要五検診 …………………………………… 19
- 上顎癌 ………………………………………… 36
- 上顎歯肉 ……………………………………… 15
- 上顎歯肉癌 …………………………………… 36
- 上顎洞性癌 …………………………………… 36
- 上皮異形成 …………………………………… 37
- 上皮内癌 ……………………………………… 37
- 触診 …………………………………………… 64
- 人口動態 ………………………………… 11, 23
- 尋常性天疱瘡 ………………………………… 41
- 診断精度 ……………………………………… 19

す

- スクリーニング ……………………………… 20
- スクリーニング法 …………………………… 19

せ

- 生活環境 ……………………………………… 15
- 生活習慣 ……………………………………… 15
- 成人歯科検診 ………………………………… 25
- 生体染色法 …………………………………… 70
- 精度管理 ……………………………………… 80
- 精度指標 ……………………………………… 80
- 精密検査 ……………………………………… 25
- 舌 ……………………………………………… 15
- 舌癌 ………………………………………… 16, 36
- 線維腫 ………………………………………… 41
- 腺癌 …………………………………………… 17

索引

前癌病変 …………………………………… 21, 37
全国一律なガイドライン ……………………… 26

そ
早期癌 ……………………………………… 18, 21
早期治療 ………………………… 11, 17, 18, 27, 83
早期発見 …………………… 11, 17, 18, 19, 24, 27, 83
組織学的分類 ………………………………… 17
組織診 ……………………………………… 67, 68
卒後研修プログラム …………………………… 25

た
唾液腺癌 ……………………………………… 17
多形性腺腫 …………………………………… 44

ち
地域医療連携病院 …………………………… 59, 60
地域歯科医師会 ……………………………… 21
治療成績 …………………………………… 13, 18
治療対策 ……………………………………… 18

て
低分化型 ……………………………………… 33
転移 ………………………………………… 45

と
トルイジンブルー生体染色 …………………… 76

に
肉芽型 ………………………………………… 35
肉腫 ………………………………………… 29
二次医療機関 ……………………… 25, 61, 62
二次予防 ………………………… 11, 18, 19, 83
乳頭型 ………………………………………… 36
乳頭腫 ………………………………………… 41

ね
粘表皮腫 ……………………………………… 17
粘膜疾患 ……………………………………… 21

は
白板型 ………………………………………… 36
白板症 ………………………………………… 37
パパニコロウ染色 ……………………………… 69

ひ
評価基準 ……………………………………… 19
病期分類 ……………………………………… 16
病診連携 ……………………………………… 26
びらん型 ……………………………………… 35

ふ
分化型 ………………………………………… 17
分化度 ………………………………………… 17
分子生物学的 ………………………………… 13

へ
扁平上皮癌 ………………………………… 11, 17, 33
扁平苔癬 ……………………………………… 39

ほ
放射線治療 …………………………………… 50
膨隆型 ………………………………………… 34

み
未分化癌 ……………………………………… 17
民間医療保険 ………………………………… 24

む
無作為対照比較試験（RCT） ………………… 79

INDEX

め
メラニン沈着症 …………………………42

も
モデル事業 ………………………………27

ゆ
疣贅癌 ……………………………………33

よ
ヨード生体染色 …………………………72
ヨード・トルイジンブルー生体染色 …………77
予防 ………………………………………24

予防対策 …………………………………18

り
罹患者数 ……………………………12，15
罹患率 …………………………12，14，19
リハビリテーション ……………………48
良性腫瘍 …………………………………29
リンパ行性転移 …………………………45

る
類天疱瘡 …………………………………41

英字

B
Brinkman 指数 ……………………87，88

C
CT（Computed Tomography）…………46

I
IARC（世界癌研究機構）………………86

M
MRI（Magnetic Resonance Image：核磁気共鳴映像法）……………………………46

P
PET（Positron Emission Tomography：ポジトロン断層撮影）………………………47
PET-CT …………………………………47

Q
QOL の向上 ……………………………18

S
Sake 指数 …………………………87，88

T
Thinlayer 法 ………………………69，70
Tis …………………………………………16
TNM 分類（TNM classification of malignant tumors）……………………………………16

U
US（Ultrasonography：超音波検査）……46

W
WHO（世界保健機構）…………………86

クインテッセンス出版の書籍・雑誌は、歯学書専用
通販サイト『歯学書.COM』にてご購入いただけます。

PCからのアクセスは…
歯学書 検索

携帯電話からのアクセスは…
QRコードからモバイルサイトへ

口腔がん検診 どうするの，どう診るの
早期発見・早期治療を目指して

2007年5月10日　第1版第1刷発行
2012年1月20日　第1版第2刷発行

編 著 者　柴原　孝彦／片倉　朗
著　　者　高野　伸夫／松坂　賢一／武田　栄三
　　　　　野村　武史／神山　勲／山本　信治

発 行 人　佐々木　一高

発 行 所　クインテッセンス出版株式会社
　　　　　東京都文京区本郷3丁目2番6号　〒113-0033
　　　　　クイントハウスビル　電話（03）5842-2270（代表）
　　　　　　　　　　　　　　　（03）5842-2272（営業部）
　　　　　　　　　　　　　　　（03）5842-2279（書籍編集部）
　　　　　web page address　　http://www.quint-j.co.jp/

印刷・製本　横山印刷株式会社

©2007　クインテッセンス出版株式会社　　　　　　禁無断転載・複写
Printed in Japan　　　　　　　　　　　　　　落丁本・乱丁本はお取り替えします
　　　　　　　　　　　　　　　　　　　　　　ISBN978-4-87417-958-1　C3047

定価はカバーに表示してあります